KARSTEN FREUND I BERND PIEPER
DIRK HOLTERMAN

Heilpflanzen der Ostsee

emons:

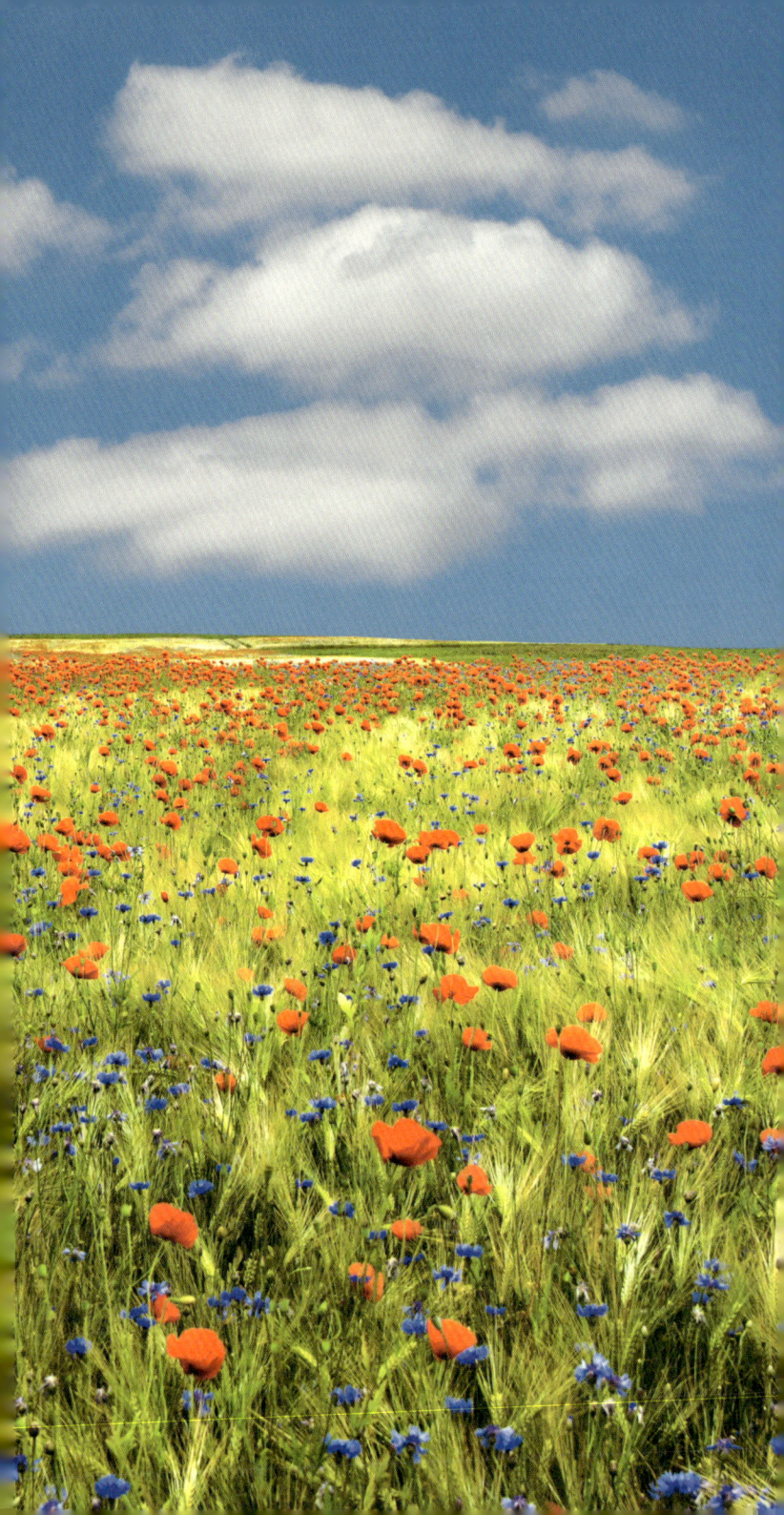

Inhalt

Vorwort
Mit der Natur fängt alles an

Dass die Natur die beste Apotheke ist, besagt eine alte
Weisheit. Lange stand es nicht gut um diese Erkenntnis,
denn die Entfremdung des Menschen von der Natur
in der modernen Konsumgesellschaft schien zu weit
fortgeschritten. Mit Traditionen und Brauchtum hatten
auch die Volksmedizin und ihr naturheilkundlicher Teil
einen zunehmend schwereren Stand. Doch es scheint,
als zeichnete sich seit Längerem eine deutliche Trend-
wende ab. Das Interesse an Naturheilkunde ist heute so
groß wie seit Langem nicht mehr, und auch der Blick auf
Brauchtum und Überlieferung wandelt sich spürbar. Das
Bewusstsein dafür, dass wir in der modernen Industriegesellschaft auch viele wichtige, wertvolle Dinge des Lebens
verloren oder vergessen haben, wächst seit Jahren. Und
es wächst besonders in Deutschland, wo der Absatz von
Produkten aus oder mit Heilpflanzen so hoch ist wie sonst
nirgendwo in Europa.

Heute sind wir in der komfortablen Lage, uns ohne allzu
großen Aufwand informieren zu können, unser Zugang
zum Wissen ist nicht mehr abhängig von der Überlieferung. So können wir unterschiedliche Ansätze kritischer betrachten
und vergleichen. Und auch die Wissenschaft verändert sich. Längst
sieht man nicht mehr zwingend einen Widerspruch darin, neben
den Erkenntnissen der modernen Wissenschaft beispielsweise auch
die Lehren der Traditionellen Chinesischen Medizin (TCM) zu

respektieren, auch wenn viele ihrer Prinzipien und Leitsätze als wissenschaftlich nicht verifizierbar gelten. Ebenso begreift man heute die Naturheilkunde eher als Ergänzung der modernen Medizin und weniger als Widerspruch zu ihr. Die Wissenschaft konnte hier viele Irrtümer und einiges an Irrglauben ausmerzen. Auch historische Koryphäen wie die immer wieder gerne zitierte Hildegard von Bingen unterliegen diesem Korrektiv, denn viele ihrer Zuschreibungen sind mittlerweile verworfen. Aber dennoch existiert eine große Schnittmenge zwischen der auf Überlieferung basierenden Volksmedizin, der Wissenschaft und der Naturheilkunde.

Natur als Ursprung der Medizin

Letztlich ist es ja die Pharmazie, die die Kräfte der Natur extrahiert, isoliert und imitiert – und nicht umgekehrt. Lange glaubte man, die Synthetisierung der Wirkstoffe und ihre Anwendung in isolierter, reiner Form sei ein Vorzug der Moderne. Doch diese Annahme weicht allmählich der Erkenntnis, dass der natürliche Cocktail von Stoffen, von denen viele noch nicht ausreichend erforscht sind, für den Körper, für unsere Gesundheit tatsächlich günstiger und oft verträglicher ist. So führt auch der Weg der Schuldmedizin allmählich zurück zur Natur.

Aber es geht um mehr. Die Beschäftigung mit der Natur, der Aufenthalt in natürlicher Umgebung, sind nicht nur Mittel zum Zweck – sie sind Teil der »Therapie«. Die Natur wieder schätzen zu lernen, ihre Kräfte, die heilenden ebenso wie die giftigen, zu erkennen, zu respektieren und nicht zuletzt auch ihre Schönheit zu genießen – das alles tut uns gut und kann ein Stück weit helfen, unsere Entfremdung von der Natur wieder zu verringern.

Und wo ließe sich das angenehmer umsetzen, als in der wunderbaren Naturlandschaft der Ostseeküste? Nirgendwo sonst in Deutschland ist eine so große Fläche den Naturparks und Biosphärenreservaten gewidmet. Von den urtümlichen Bauerndörfern Schleswigs und Holsteins bis zur vorpommerschen Boddenlandschaft bietet die Region auch trotz teils intensiver landwirtschaftlicher Nutzung herrliche Naturräume, die sich wunderbar für Kräuterwanderungen eignen. Hier lässt sich die Natur mit Genuss und Gewinn erleben.

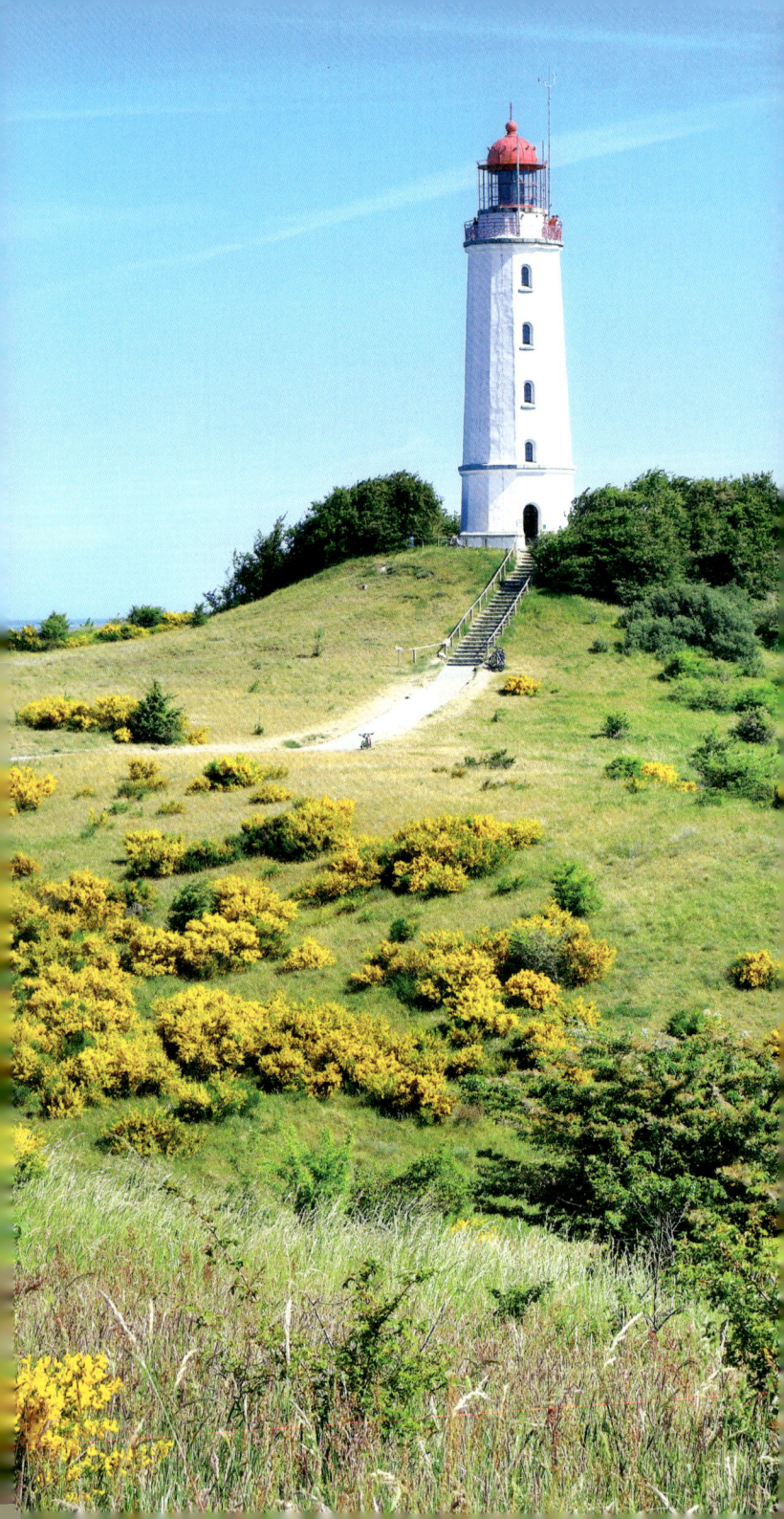

Die Naturlandschaft Ostsee

Weiße Strände, lebendige Seebäder, traditionelle Fischerorte, raue Steilküsten locken Jahr für Jahr mehrere Millionen Menschen an die deutsche Ostseeküste in Schleswig-Holstein und Mecklenburg-Vorpommern. Und die ist lang. 2247 Kilometer Küste sind es insgesamt, rund 70 Prozent davon allerdings sind sogenannte Innenküsten – etwa an den Förden in Schleswig-Holstein oder an den Boddenküsten in Mecklenburg-Vorpommern, die dem Festland zugewandt sind.

Das kontinentale Klima mit einem leicht maritimen Einschlag – an der Küste wehen überwiegend westliche Winde – führt im Jahresdurchschnitt zu sehr angenehmen Temperaturen, die Sommer sind nicht zu heiß und die Winter nicht zu kalt. Inseln wie Fehmarn oder Usedom gehören zu den sonnenreichsten und gleichzeitig regenärmsten Regionen in Deutschland. Die Ostseeküste erweist sich als ausgesprochen einladend und zugänglich, vor allem für Familien mit kleinen Kindern, deren Badevergnügen hier nicht durch den Wechsel von Ebbe und Flut getrübt wird.

Den vielfältigen Küstenlandschaften entspricht ein ebenso abwechslungsreiches, äußerst reizvolles und mit viel Natur gesegnetes Hinterland. Alleine Mecklenburg-Vorpommern hat drei Nationalparks, mehr als jedes andere Bundesland. Eine Wanderung auf dem Hochuferpfad im Nationalpark Jasmund auf Rügen ist ein unvergessliches Erlebnis – auf der einen Seite die steilen Kreideklippen, auf der anderen Seite ein alter Buchenwald, der 2011 von der UNESCO zum Weltnaturerbe erklärt wurde.

Ginster blüht auf Hiddensee.

Die Naturparks in Schleswig-Holstein sind Refugien seltener Tiere und Pflanzen, eingebettet in eine bemerkenswert harmonische Landschaft. Nur ein paar Kilometer von der Ostsee entfernt kann man stundenlang durch Felder wandern, die von Knicks – das sind Wallhecken zwischen den Äckern – gesäumt sind und in denen Mohn- und Kornblumen blühen. Eine stille Reise in eine vergangene Zeit, begleitet vom melancholischen Lied des Rotkehlchens und dem ausdauernden Gesang der Goldammer.

Förden und Knicks

Je weiter nördlich man sich in Schleswig-Holstein befindet, desto einsamer und urtümlicher ist die Küste. Hinter den weitläufigen Stränden und steilen Ufern liegen, eingebettet zwischen sanfte Hügel, alte Bauerndörfer. An der Schlei, einer rund 40 Kilometer ins Land reichenden Förde, deren Wasser an der Mündung salzig und bei Schleswig beinahe süß ist, liegt der nördlichste Naturpark Deutschlands. Hier brüten Seeschwalbe und Brandente, und im Schutzgebiet Reesholm werden immer wieder Seeadler gesichtet.

Der Naturpark Hüttener Berge ist geprägt von den bereits erwähnten Knicks, den Wallhecken entlang der Feldwege mit ihren typischen Gehölzen wie Birke, Hasel und Schlehdorn. Einst angelegt zum Schutz vor heftigem Wind und zur Produktion von Brennholz, sind sie heute der Lebensraum unzähliger Tier- und Pflanzenarten. Vor allem seltene Vögel wie Neuntöter und Dorngrasmücke brüten geschützt in dem dichten Gehölz. Neben den Knicks sind moderate Erhebungen für das nördlichste deutsche Hügelgebiet prägend – vom knapp 100 Meter hohen Aschberg mit seinem Bismarck-Denkmal kann man bei gutem Wetter bis hinüber zur Ostsee blicken.

Kräutergarten und Skilift

Etwas weiter südlich liegen die Naturparks Westensee und Aukrug. Der Westensee wird vom Fluss Eider durchströmt, gehört mit seinen Uferbereichen zum europäischen Schutzgebietsnetz NATURA 2000 und bietet rekordverdächtigen 130 Brutvogelarten eine Heimat,

*Salzige Luft und Winde, aber nur geringe Gezeiten
prägen die Naturlandschaft an der Ostseeküste.*

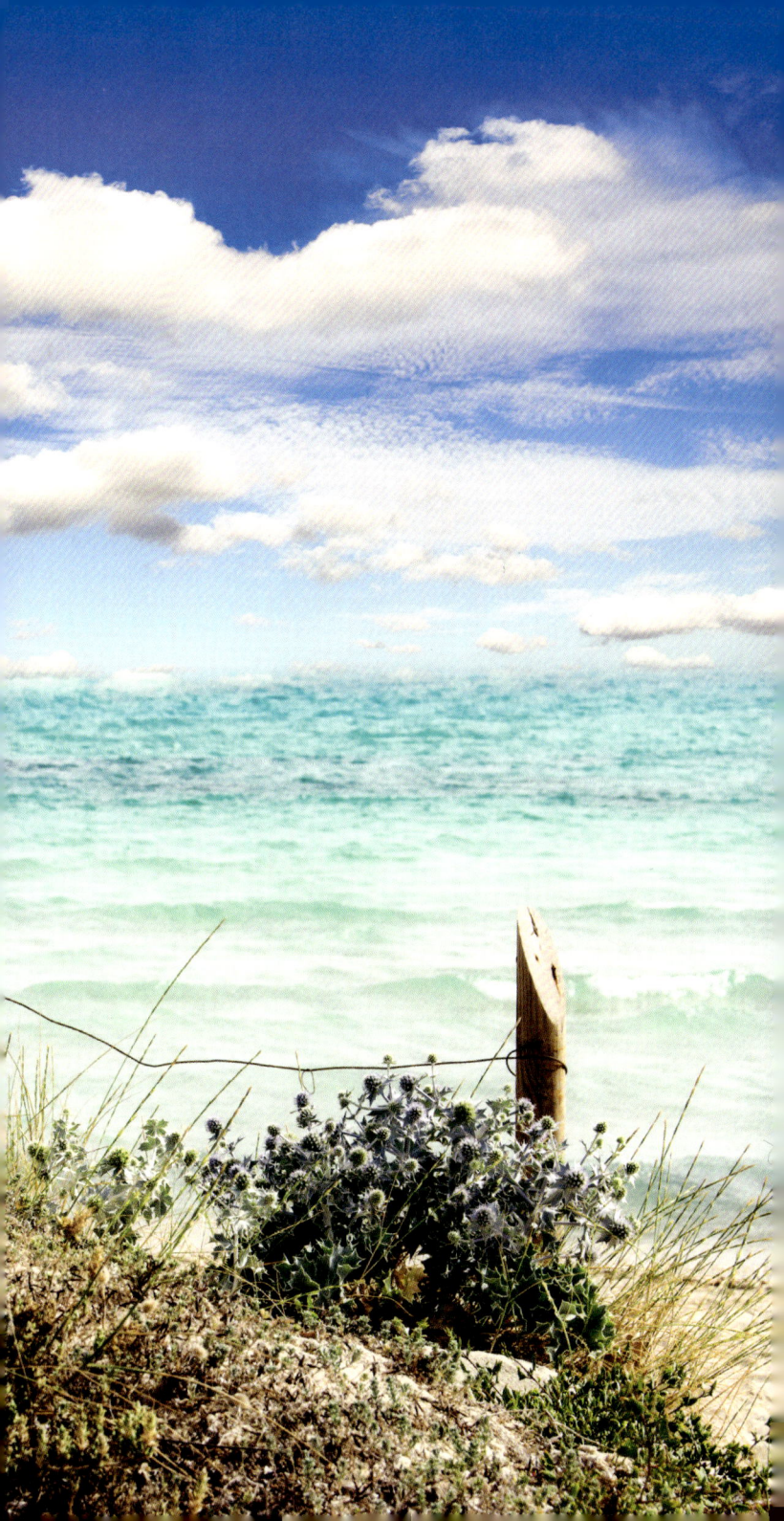

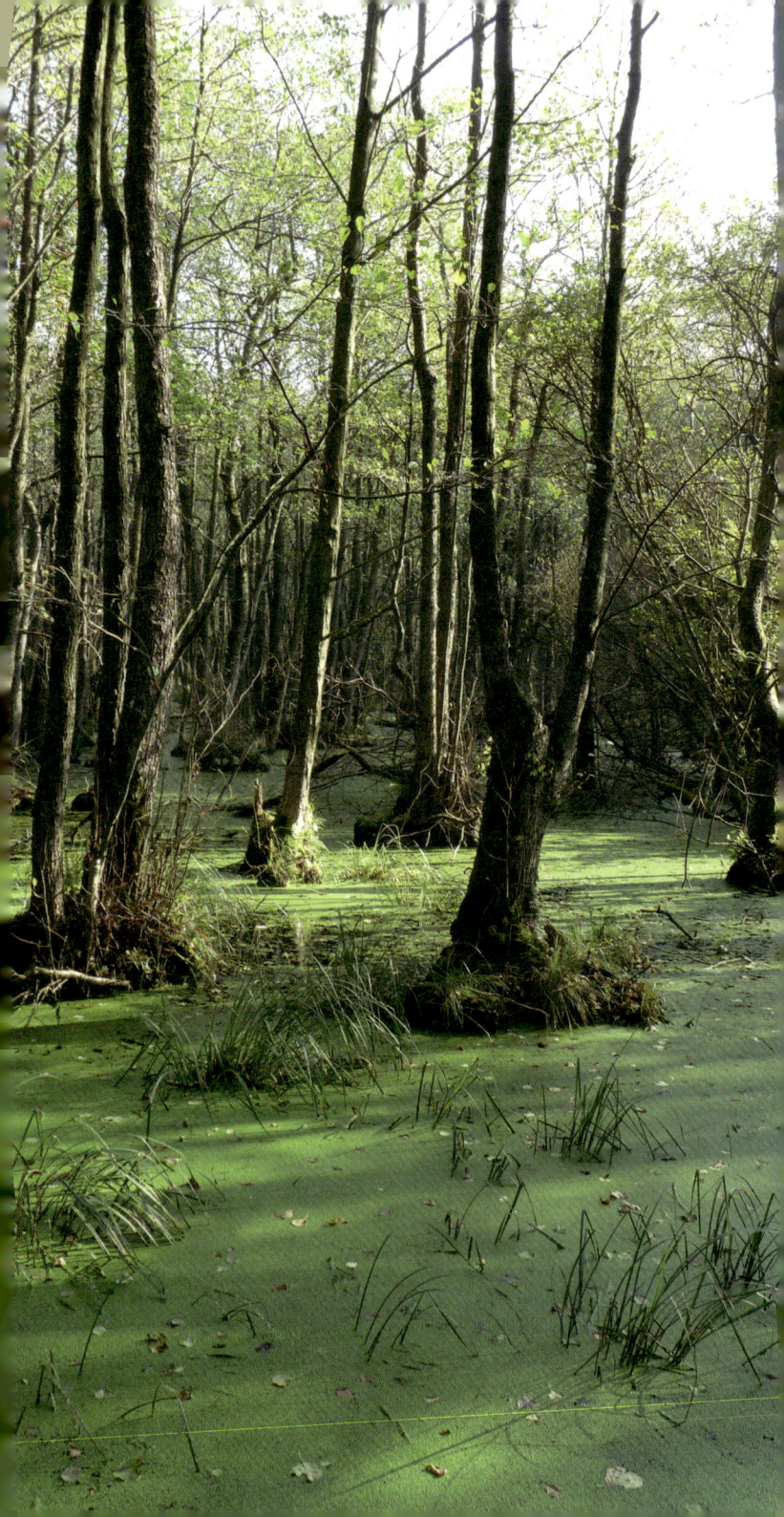

darunter sogar der Kolkrabe und die extrem seltene Rohrdommel. Die dichten Wälder im Naturpark Aukrug sind mit ihren vielen Quellen das bevorzugte Refugium von Amphibien wie Bergmolch und Knoblauchkröte. Im Altenjahner Kräutergarten von Traute Struve erwarten die Besucher auf rund 5000 Quadratmetern verschiedene Themengärten mit Rosen, Kräutern, Stauden und sogar altem Gemüse – ein Fest für alle Sinne.

Wasserwanderer lieben die Flüsse und Seen im Naturpark Holsteinische Schweiz. Alleine der Schwentine-Wasserwanderweg durchfließt auf seinem 55 Kilometer langen Weg vom Großen Eutiner See bis zur Kieler Förde 17 Seen. Insgesamt gibt es rund 200 Seen im Naturpark, mit seltenen tierischen Be- und Anwohnern wie Fischotter, Schilfrohrsänger und der Maräne – ein lachsartiger Fisch, der tiefe, kühle und sauerstoffreiche Gewässer zum Überleben braucht. Mit 167 Metern ist der Bungsberg deutlich höher als der Aschberg und damit auch der höchste Berg Schleswig-Holsteins – hier gibt es im Winter sogar einen Skilift.

Deutscher Meister

Drei Nationalparks, drei Biosphärenreservate und sieben Naturparks, das muss Mecklenburg-Vorpommern erst einmal ein anderes Bundesland nachmachen. Diese Nationalen Naturlandschaften – wie sie genannt werden – nehmen rund 20 Prozent der Landesfläche ein, das ist deutscher Rekord! Der Nationalpark Vorpommersche Boddenlandschaft umfasst Ostsee- und Boddengewässer sowie Landflächen im Bereich der Halbinsel Darß-Zingst, hinzu kommen die Ostseeflächen westlich von Rügen.

Die vielfältigen Lebensräume bieten Platz für die unterschiedlichsten Pflanzen, darunter mit der rosa blühenden Grasnelke eine der Charakterarten des Nationalparks. Besonders beliebt ist die Vorpommersche Boddenlandschaft bei Ornithologen im Herbst, wenn zwischen September und November bis zu 60.000 Kraniche im Gebiet rasten.

Der Nationalpark Jasmund auf Rügen ist vor allem bekannt durch seine weißen Kreidefelsen, die steil zum Meer abfallen. Nicht allein deshalb lohnt ein Besuch des Nationalparkzentrums Königsstuhl mit seiner 120 Meter hohen Aussichtsplattform. Im Mönchgut,

Die Sumpflandschaft am Darß.

im Südosten der Insel, locken die »Alpen Rügens«, die malerischen Zicker Berge mit einmaligen Ostseeblicken. Auf trockenen Hängen wachsen hier seltene und gefährdete Pflanzen wie die Strand-Gras-nelke oder die Sand-Strohblume.

Perlen im Osten

Ganz im Osten, in unmittelbarer Nähe zum Nachbarland Polen, liegen die Naturparks Flusslandschaft Peenetal, Insel Usedom und Stettiner Haff. Die Peene gehört zu den letzten unverbauten Flüssen in Deutschland. In den großen, zusammenhängenden Niedermoor-gebieten wurden bis heute etwa 750 von insgesamt rund 1600 Farn- und Blütenpflanzen Mecklenburg-Vorpommerns nachgewiesen, darunter das Ostsee-Knabenkraut oder der Blaue Tarant. Hier fühlen sich auch Schmetterlinge wie der Große Feuerfalter und der Goldene Scheckenfalter wohl. Nirgendwo sonst in Deutschland lassen sich Fischotter, Biber und Seeadler so gut beobachten wie bei einer Boots-tour auf dem »Amazonas des Nordens«.

Eine echte Besonderheit auf Usedom, der zweitgrößten Insel ist das von menschlichen Eingriffen weitgehend ungestörte Mümmel-kenmoor. Hier blüht im Sommer die Gelbe Teichrose, im Volksmund Mummel genannt – daher der Name des Moores. Doch auch andere typische Moorpflanzen, wie Krähenbeere oder Sonnentau, wachsen im Mümmelkenmoor. Im Frühjahr ist ein Besuch auf Usedom be-sonders schön, wenn Orchideen und das Breitblättrige Knabenkraut die Wiesen in ein strahlendes Blumenmeer vewandeln.

Es ist ein weiter Weg in den äußersten Nordosten Deutschlands, doch er lohnt sich. Die zwei Kilometer langen und bis zu 15 Meter hohen Altwarper Binnendünen eröffnen nicht nur weite Blicke über das Stettiner Haff in Richtung Polen. In ihrer warmen und trockenen Umgebung leben auch viele Tiere und Pflanzen, die sonst viel weiter südlich vorkommen. Schmetterlinge wie der Distelfalter oder der Schwalbenschwanz gaukeln durch das urwüchsige, von alten Kiefern gesäumte Wacholdertal. Etwas weiter südlich liegt der Ahlbecker Seegrund, das größte noch wachsende Kalkniedermoor in Deutsch-land mit so illustren Bewohnern wie Rohrdommel und Kreuzotter.

Die Waldlandschaft Stubnitz gehört zum
Nationalpark Jasmund auf Rügen.

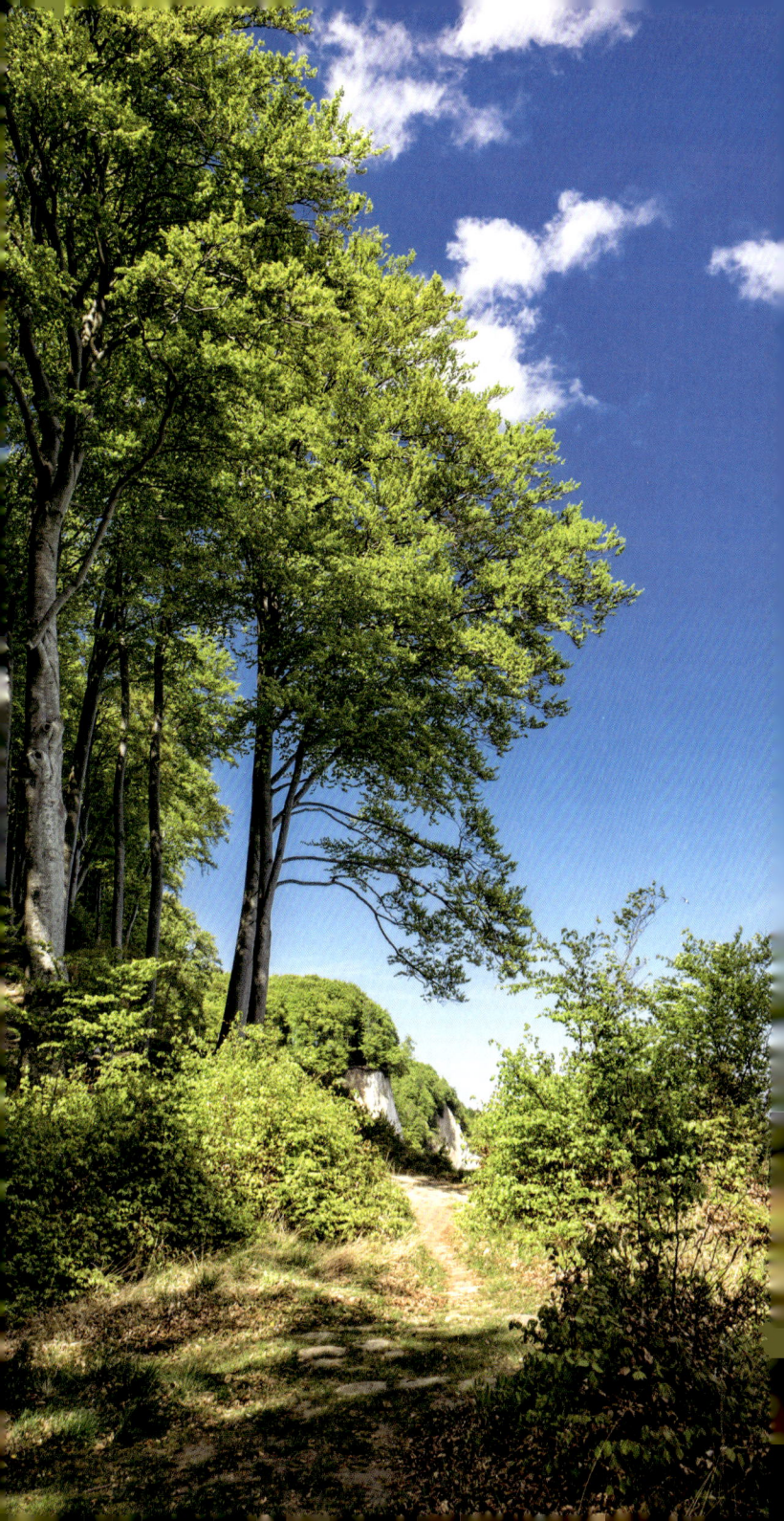

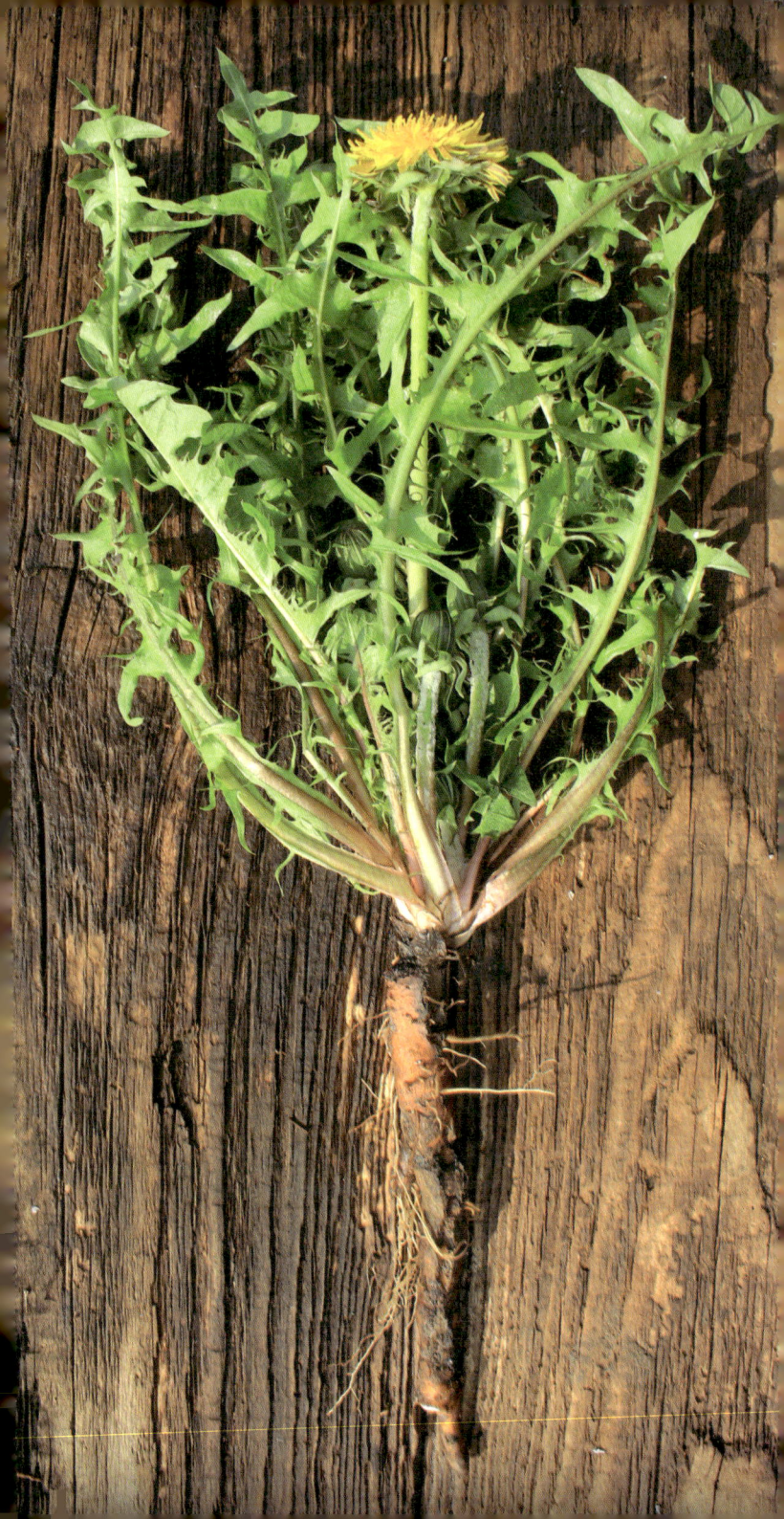

»Ich bin fasziniert vom Phänomen der Selbstheilung!«

Die Heilpflanzen-Expertin Simone Schaefer über die Heilkraft der Natur und die Vorzüge der Wildkräuterküche

»Ich möchte Menschen ermutigen, ihren ganz individuellen Weg dahin zu finden. Dafür erscheinen mir die »grünen Schätze« als ein wirklich wertvoller Weg – in der gesamten Bandbreite vom frischen Kraut über Tee, Tinktur, ätherische Öle usw.«

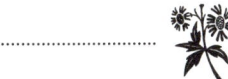

Simone Schaefer ist Spezialistin für Heilpflanzen – in der Naturheilkunde wie in der Küche. Ihre Ausbildung in der Phytotherapie absolvierte die gebürtige Dresdenerin an der Freiburger Heilpflanzenschule. 1999 zog es sie an die Ostsee, wo sie im Duft- und Tastgarten Papendorf lange für die Erwachsenenbildung verantwortlich war. Heute unterhält sie in Lassan am Peenestrom ein eigenes Veggie-Bistro und bietet unter sirona-heilsame-wege.de Führungen, naturheilkundliche Schulungen und Wildkräuter-Kochkurse an.

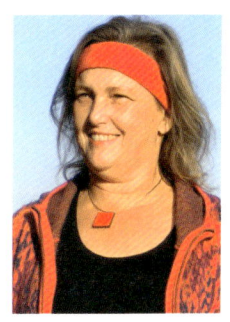

Sie beschäftigen sich schon seit drei Jahrzehnten mit Phytotherapie. Wie kam es dazu?
Mein Einstieg in die Naturmedizin war schlicht die Notsituation am Ende der DDR-Zeit: Zu der flächendeckenden schulmedizinischen Versorgung

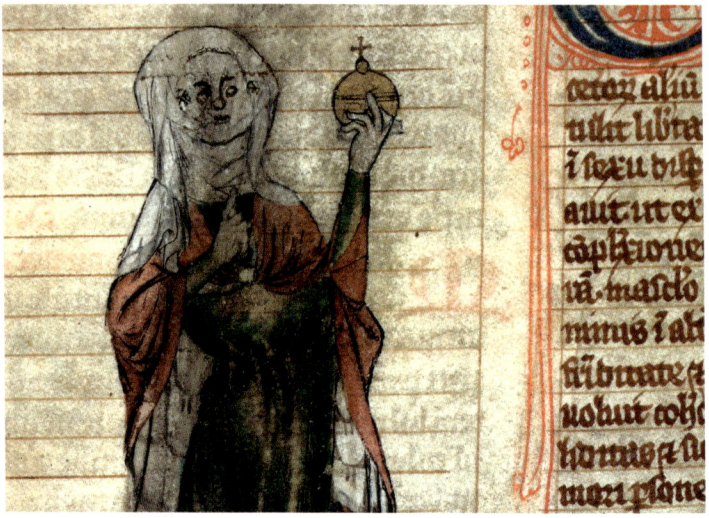

Trotula von Salerno gilt als Autorin einer der wichtigsten Schriften zur Frauenheilkunde des Mittelalters.

gab es keinerlei Alternativen – keine Heilpraktiker, keine Homöopathen, keine frei niedergelassenen Hebammen, einfach nichts. Als junge und leider unerfahrene Mutter machte ich schlechte Erfahrungen mit der Schulmedizin. Meine Tochter hatte mit sechs Monaten ihre erste Mittelohrentzündung. Leider landete ich bei einem Arzt, der sofort die Penicillin-Spritze aufzog. Auf meine Frage, ob das die einzige Möglichkeit für meine Tochter sei oder ob es nicht eine Alternative gäbe, fragte er mich wütend: »Wollen Sie für einen bleibenden Hörschaden Ihrer Tochter verantwortlich sein?« Weder hatte ich damals eine Alternative in der Hosentasche, noch war mir die heutige Masse an Fachliteratur zugänglich. Mein Glück waren Freundinnen, die ähnliche Erlebnisse hatten. Wir tauschten uns aus und fragten uns, was können wir jetzt tun? So kamen wir zu den Heilkräutern. Mit zwei guten botanischen Bestimmungsbüchern unter dem Arm gingen wir raus auf Wiesen und in den Wald und begannen zu erforschen, zu sammeln, zu trocknen und zu lernen.

Greifen Sie auf historische Traditionen zurück?
Ich sehe mich in der (gebrochenen) Tradition kräuterkundiger Frauen (und Männer). Da Frauen in der schriftlichen Überlieferung leider oft verschwiegen und gelöscht wurden, ist es schwierig, hier konkrete Bezüge zu finden. Fasziniert hat mich Trotula, die an der ersten medizinischen Hochschule

von Salerno vor ca. 1000 Jahren lehrte und das erste Werk über Gynäkologie herausgab. Es war so fundiert, dass Heilende sich jahrhundertlang darauf bezogen. (Was ihr später prompt von männlichen Historikern streitig gemacht wurde, deren »Logik« war, dass ein solches Werk einfach nicht von einer schwachen Frau stammen könne, weshalb sie ihren Namen fälschten ...)

Welchen Vorteil hat die Naturmedizin vor den Fertigmedikamenten aus der Apotheke?
Nicht der einzelne, isolierte Wirkstoff bringt die Heilung, sondern sein Zusammenspiel mit anderen Wirkstoffen. Darüber wissen wir so wenig! Ein Beispiel für diesen Sachverhalt habe ich an der Heilpflanzenschule in Freiburg gelernt: Beim Johanniskraut (Hypericum perforatum) gibt es die wichtigen Inhaltsstoffe Hypericin und Hyperforin, die bei der Depressionsbekämpfung eine Rolle spielen. Hier wurde eine Wirkstoffisolation aufgegeben, weil es unklar ist, was wie wirkt, es gibt nur noch die Gesamtdroge im Präparat!

Abgesehen davon empfinde ich die wissenschaftliche Herangehensweise, eine Pflanze in ihre Inhaltsstoffe zu zerlegen, zwar spannend (weil ich auf dieser Ebene etwas lernen kann), jedoch sehe ich auch die wissenschaftliche Forschung im Fluss. So finde ich es fahrlässig, wenn wissenschaftliche Erkenntnisse z.B. über eine Pflanze dargestellt werden, als wären sie final und vollständig. Nach dem Motto: Wir wissen jetzt, diese Pflanze hat 15 Bitterstoffe, 12 Schleimstoffe, 7 Gerbstoffe etc. Korrekterweise müssten solche Sätze eingeleitet werden: »Mit Stand vom heutigen Datum können wir sicher sagen, dass ...« Kein Mensch weiß, welche Inhaltsstoffe morgen oder in einem halben Jahr gefunden werden.

Wann raten Sie eher zum Gang in die Apotheke?
Ich nutze sie bevorzugt für Pflanzen, die ich eben nicht einfach selber anwenden kann, weil die Therapie beispielsweise mittels Tee nicht funktioniert oder von der Dosierung her schwierig ist. Da sind reine Präparate wirklich sinnvoller (Beispiele: Baldrian, Pestwurz, Johanniskraut ...).

Muss sich auch die Schuldmedizin ändern?
Ich würde mir wünschen, dass mehr Hausärzte, Allgemeinmediziner und Kinderärzte ihre Patienten ermutigen, bei leichten Erkrankungen (beispielsweise Schnupfen) auf die guten alten Hausmittel zurückzugreifen – so könnte wieder Vertrauen in den eigenen Körper und seine Heilungsprozesse gewonnen werden.

Die Pflanzenheilkunde birgt auch Risiken. Viele Pflanzen sind, nicht sachgemäß angewandt, giftig oder schädlich. Ist die Pflanzenheilkunde überhaupt für eine Selbstmedikation geeignet?
Natürlich setzt eine Selbstmedikation ein Grundwissen voraus und die realistische Selbsteinschätzung, wo individuelle Grenzen der häuslichen Anwendung liegen.

Deshalb mache ich Erwachsenenbildung. In meinen Seminaren, Workshops und Kräuterwanderungen stelle ich die einzelnen Pflanzen vor, informiere über Möglichkeiten der Verarbeitung und Anwendung, warne vor Verwechslungsgefahren, Verarbeitungsfehlern, gebe Literaturempfehlungen usw. Meine Gäste nehmen meine Warnungen ernst, wenn ich sage: Vorsicht vor der Familie der Doldenblütler und diese nie im frühen Stadium sammeln! Eben weil zu dieser Familie der Schierling, die Hundspetersilie oder der Riesenbärenklau gehören, die große bis tödliche Gefahren bergen.

Was muss man unbedingt wissen und beachten, bevor man anfängt, zu sammeln?
1. Sicheres Erkennen von Pflanzen. 2. Wissen über Pflanzen, die unter Naturschutz stehen und selbige unangetastet lassen. 3. Wenn gesammelt wird, dann nur bestandsschonend sammeln – d.h. z.B., dass wirklich nur Blätter und Stängel geerntet werden und nicht die Wurzeln mitherausgerissen werden, wenn diese gar nicht benötigt werden. Und berücksichtigen, dass an einem Standort niemals mehr als 30 Prozent von einer Pflanze geerntet werden dürfen.

Wichtig ist auch: Respekt vor der Natur, Achtsamkeit im Umgang mit den Pflanzen und Dankbarkeit für die Geschenke, die die Natur uns immer wieder macht – obwohl sie so unter unserer Spezies zu leiden hat!

Gibt es heute Hemmschwellen beim Umgang mit Heilpflanzen?
Gewiss! Es gibt leider nicht wenige, die sich nicht trauen würden, Vogelmiere als Salatzutat zu nutzen oder Löwenzahn zu kosten.

Sind die Menschen, die zu Ihren Führungen kommen, offen? Gibt es Ängste, die Sie abbauen müssen?
Das ist sehr unterschiedlich. Manche Menschen kommen mit Vorwissen (durch den eigenen Garten, durch eigene Erfahrung in der Wildkräuterküche oder durch Anwendungen in der täglichen Gesundheitsprophylaxe) ohne Scheu und sind wirklich gezielt wissbegierig. Andere, die ganz neu sich diesem Thema zuwenden, sind unter Umständen skeptischer und manchmal erst mal etwas perplex, wenn ich empfehle, einfach mal ein Blatt

zu kosten (und das auch selber mache). Wiederum gibt es Besucher, die am Ende einer Kräuterwanderung einfach begeistert sind, dass sie im Ernstfall doch eine Menge Überlebenshelfer in der Natur finden können...

Ich versuche nicht, zu überzeugen. Ich lasse andere teilhaben an dem, was ich weiß und auch an meiner Begeisterung. Aber ich respektiere andere Ansichten, Skepsis usw. Dann sage ich: »Sie sollen mir gar nichts glauben. Wenn es Sie interessiert, probieren Sie es aus und bilden sich Ihr eigenes Urteil.« Weil das kenne ich ja von mir: Erst, was ich selbst erlebt habe, mir erarbeitet habe, überzeugt mich selbst.

Aber die meisten Gäste sind schon offen und einfach auf angenehme Weise neugierig.

Sie bieten auch Wilde-Kost-Seminare an. Was erwartet den Besucher?
Hierfür haben wir rund vier Stunden Zeit. Meist starten wir nach einer Vorstellungsrunde im Duft- und Tastgarten Papendorf (oder ggf. auch einfach in der »Wildnis«) mit der Betrachtung der zum jeweiligen Thema passenden Pflanzen. Nachdem ich die Pflanzen erklärt habe, sammeln wir gemeinsam die Zutaten, die wir für diesen Kochkurs brauchen und fahren dann in die Lassaneria, meinem Veggie-Bistro und Kräuterlädchen in Lassan am Markt. Hier sind evtl. schon Vorbereitungen getroffen worden, sodass wir alle zusammen ein leckeres Menü zaubern können. Dafür suchen sich die Teilnehmer selbst die Grüppchen aus und kreieren dann nach Rezept und Anleitung eine Vorsuppe oder einen Salat, ein Hauptgericht und ein Dessert.

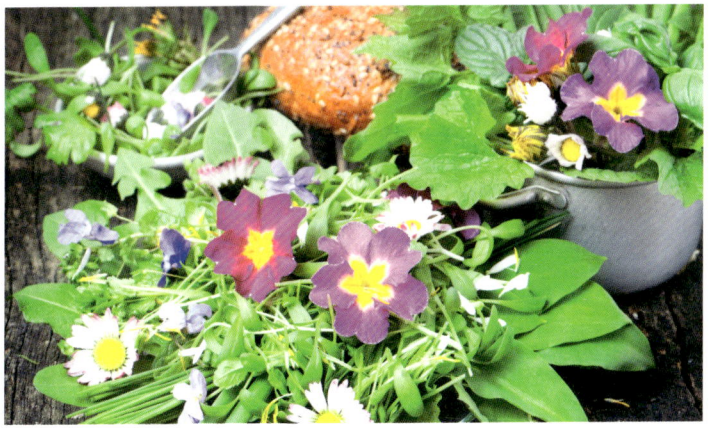

Oft sind Teilnehmer von Kräuterführungen überrascht, dass man viele Wildpflanzen mitsamt ihren Blüten essen kann.

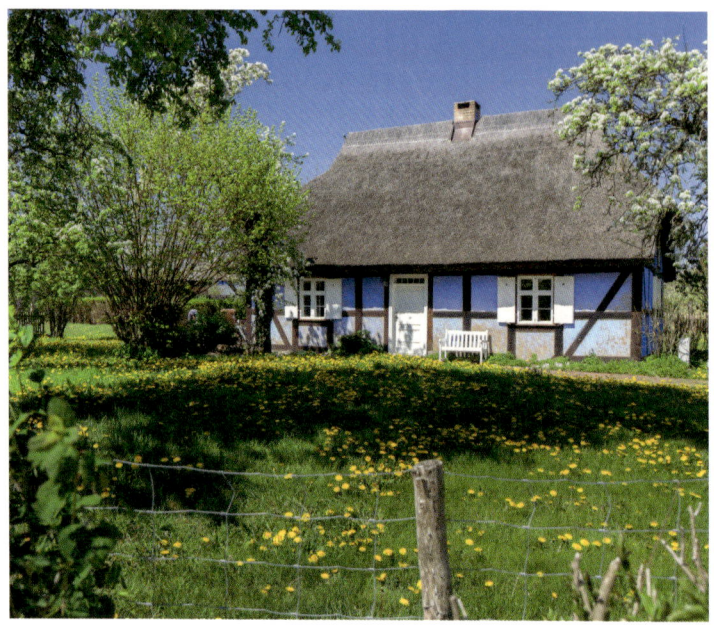

Der Lieper Winkel auf Usedom bietet – trotz wachsendem Tourismus – noch immer eine reichhaltige Flora.

Welche Vorzüge hat die Wildkräuterküche?

Wilde Kräuter in den Speiseplan einzubeziehen hat den unschätzbaren Vorteil, dass wir an der Urform unserer Nahrung anknüpfen. Es ist wohl eine Binsenweisheit, dass unsere moderne, denaturierte, einseitige (Fast Food!) Ernährungsweise Zivilisationskrankheiten fördert und Mangelerscheinungen produziert. Über unvorstellbar lange Zeiträume ist der Homo sapiens nomadisierend über diesen Planeten gezogen und hat nicht einen Bruchteil der Schäden fabriziert, wie wir das heute tun. In diesen gigantischen Zeiträumen waren die Sammlerinnen und die Jäger die Versorger der Sippe. Und zwar in genau dieser Reihenfolge, weil die Frauen mit den Kindern bis zu 80 Prozent der Nahrung sammelten (Früchte, Beeren, Nüsse, Samen, Kräuter, Wurzeln, Eier, Insekten...) und der Rest wurde von den Männern für den »Sonntagsbraten« gejagt.

Das bedeutet, dass Pflanzen den Löwenanteil an unserer Nahrung ausmachten. Für mich stellt diese Nahrungsweise eine Grundlage für Gesundheit dar.

Außerdem ist die Wildkräuterküche einfach, verfügbar, schmackhaft und fördert geradezu einen phantasievollen Umgang und Freude an Kreativität.

Haben Sie den Eindruck, dass die Leute auch wieder stärker anfangen, selbst anzupflanzen, um die Pflanzen dann zu nutzen?

Ja, zum Glück! Manche Stadtbewohner verfügen inzwischen über eine beeindruckend nutzbare und blühende Bepflanzung von Balkon oder Terrasse und sogar Fensterbrett. Ich hoffe sehr, dass auch der Aufschwung des »urban gardening« anhält.

Wie sieht die Pflanzenwelt aus, die den Besucher in der Küstenlandschaft erwartet?

Außer den üblichen »Unkräutern«, die landesweit vor jeder Haustür wachsen, gilt natürlich ein besonderes Augenmerk den Feuchtbiotopen. Auf meinen Kräuterwanderungen führe ich die Gäste einen Rundweg am Ufer der Peene entlang. Hier finden Pflanzen, die »feuchte Füße« lieben, optimale Bedingungen: Wasserdost (Eupatorium cannabinum), Beinwell (Symphytum officinale), Engelwurz (Angelica archangelica), Wasserminze (Mentha aquatica), Bittersüßer Nachtschatten (Solanum dulcamara), Wolfstrapp (Lycopus europaeus), aber auch Hopfen (Humulus lupulus), Huflattich (Tussilago farfara), Wiesenschaumkraut (Cardamine praetensis), Wiesenbärenklau (Heracleum sphondylium) Gundermann (Glechoma hederacea) und viele andere gedeihen üppig in einer der sonnenreichsten Gegenden Deutschlands.

Auch im Lieper Winkel ist eine unglaubliche Fülle von Heilpflanzen zu bewundern, die dort unter Naturschutz stehen.

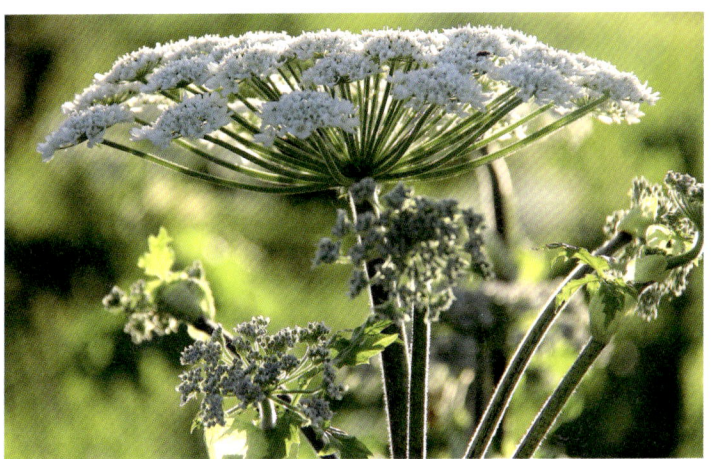

Den Wiesen-Bärenklau sollte man nur mit Handschuhen anfassen. Trotzdem eignet er sich gut für die Wildkräuterküche.

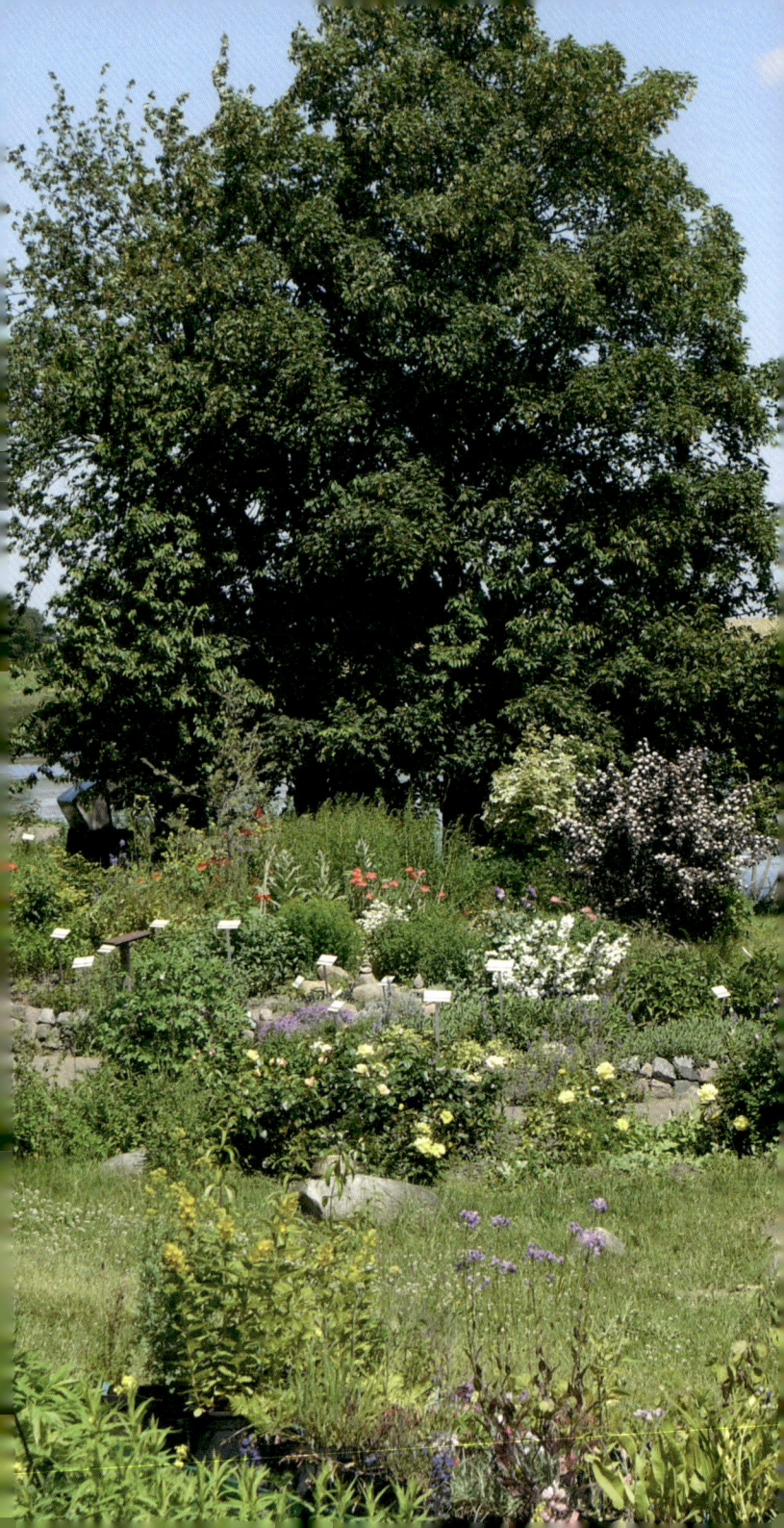

Der Duft- und Tastgarten in Papendorf bei Lassan

Ein kleines Paradies für Heilpflanzenfreunde und solche, die es werden wollen.

Heilpflanzen in der Natur zu finden kann viel Zeit, Geduld und Spürsinn in Anspruch nehmen. Wer die Schätze der Natur exemplarisch auf engem Raum geballt und übersichtlich sortiert kennen lernen möchte, dem sei ein Besuch in einem Heilpflanzengarten empfohlen. In Papendorf bei Lassan am Peenestrom, gegenüber von Usedom, lädt der Duft- und Tastgarten Besucher zu Entdeckungs- und Erkundungstouren ein. Den Besucher erwarten auf rund 5000 m² eine Vielfalt an Pflanzenarten, verteilt auf unterschiedliche Themenbereiche. Dabei sind Heilpflanzen, Gewürzpflanzen und auch Giftpflanzen. Anfassen und in einigen Fällen auch Kosten ist hier ausdrücklich erlaubt, schließlich sollen die Pflanzen mit allen Sinnen erlebt werden.

Der Garten ist ganzjährig geöffnet, in der Zeit zwischen Mai und Oktober ist täglich von 10 bis 18 Uhr eine Ansprechperson vor Ort. Der Eintritt ist frei, aber der betreibende Verein bittet um einen Beitrag von 5,- €, um den Erhalt des Gartens zu gewährleisten. Die engagierten Mitarbeiter arbeiten ehrenamtlich.

Mittwochs und Sonntags werden jeweils um 15 Uhr Führungen angeboten (für 8,- €). In den Sommermonaten Juli und August können Familien und Kinder zudem an der Kräuterwerkstatt teilnehmen.

Fachliteratur und zahlreiche Pflanzen können Besucher käuflich erwerben, selbstgebackener Kuchen, Kaffee und Erfrischungen stehen bereit.

Im Duft- und Tastgarten finden Besucher auf ca. 5000 m²
ein kleines Pflanzenparadies.

Ein Ort zum Erholen:
Simone Schaefer über den Duft- und Tastgarten Papendorf

Was ist die Grundidee hinter dem Projekt?
Der Duft- und Tastgarten in Papendorf wurde vor 25 Jahren als Schaugarten angelegt, um heimische Heil- und Gewürzpflanzen zu präsentieren. Er entwickelte sich zu einem Kleinod in zweifacher Hinsicht: Zum einen ist er durch seine traumhafte Lage in der Senke am Weiher, welcher ein Paradies für Wasservögel ist, der optimale Ort, um die Seele baumeln zu lassen und sich zu erholen. Zum anderen lädt er mit seinem Konzept der »Themen-Beete« als grüner Lernort Neugierige zu einer Gartenführung ein.

Wie entstand der Garten?
Der Garten wurde kurz nach dem Mauerfall vom damaligen »Natur- und Kulturverein« angelegt, nachdem der Gemeinderat dem Verein ein kommunales Grundstück überließ. Die Idee war damals, nicht nur eine »Visitenkarte« der heimischen Flora zu präsentieren, sondern darüber hinaus in dieser ausgesprochen strukturschwachen Region ein Projekt zu initiieren, das Menschen auch Arbeitsplätze bietet. Heute trägt der Verein den Namen »Mirabell – Verein zur Förderung von Natur und Kultur e.V.«. Mirabell bedeutet vom Wortsinn her »die Wunderschöne« – und es gibt zwischen

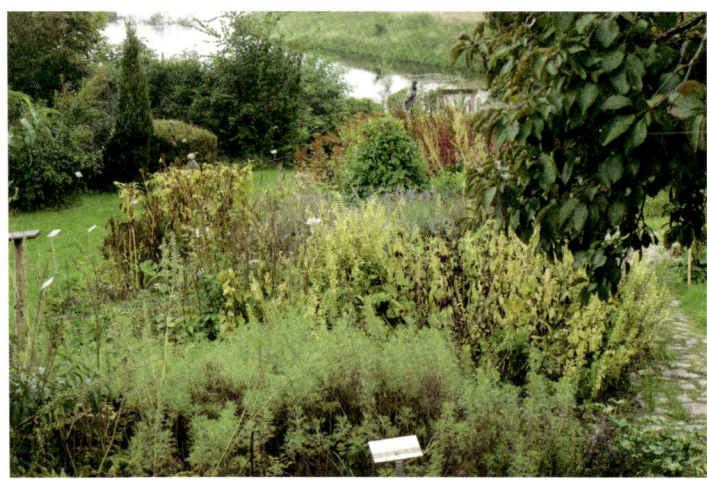

Wer sein botanisches Wissen vertiefen möchte, findet hier ideale Voraussetzungen.

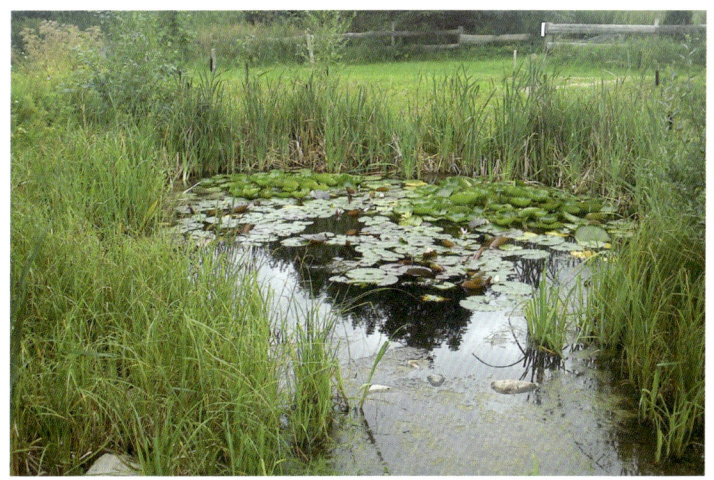

Neben dem Teich befindet sich der Barfußweg.

unseren Dörfern eine wilde Mirabellenallee, die den Charme unserer Gemeinde(n) wesentlich prägt. Damals konnten noch weitere, angrenzende Grundstücke hinzugewonnen werden, sodass die Gestaltung großzügiger und dank Spendengeldern auch zum Teil rollstuhlgerecht ausgebaut werden konnte. So haben auch Rollstuhlfahrer eine Chance, duftende Kräuter im Sitzen zu erreichen und sinnlich erfahren zu können. Viele Pflanzen sind ausgewiesen mit Schildern mit dem lateinischen und deutschen Pflanzennamen und auch in Brailleschrift für blinde Besucher.

Könnten Sie den Garten kurz beschreiben? Was erwartet den Besucher?
Der untere Gartenbereich ist von einem Barfußweg umgeben. Hier befindet sich auch ein Pommersches Labyrinth, welches mit Majoran bepflanzt den Weg säumt. Darüber hinaus gibt es Beete zu folgenden Themen: Marienpflanzen, das Klostergärtchen, Frauengesundheit, Gemüsepflanzen, Giftbeet, Küchen- und Teekräuter sowie Dessertpflanzen und immunkraftstärkende Pflanzen. Gäste finden (wenn der Garten besetzt ist) in einem kleinen Kiosk einige regionale Kräuterprodukte sowie eine Tasse Tee oder Kaffee und selbst gebackenen Kuchen.

Waren mittelalterliche Klostergärten das Vorbild?
Das waren sie vor allem für die Gestaltung des Klostergärtchens: Hier sind die Beete in der alten Tradition symmetrisch angelegt und beinhalten vor allem Pflanzen, die die heilige Hildegard von Bingen empfohlen hat.

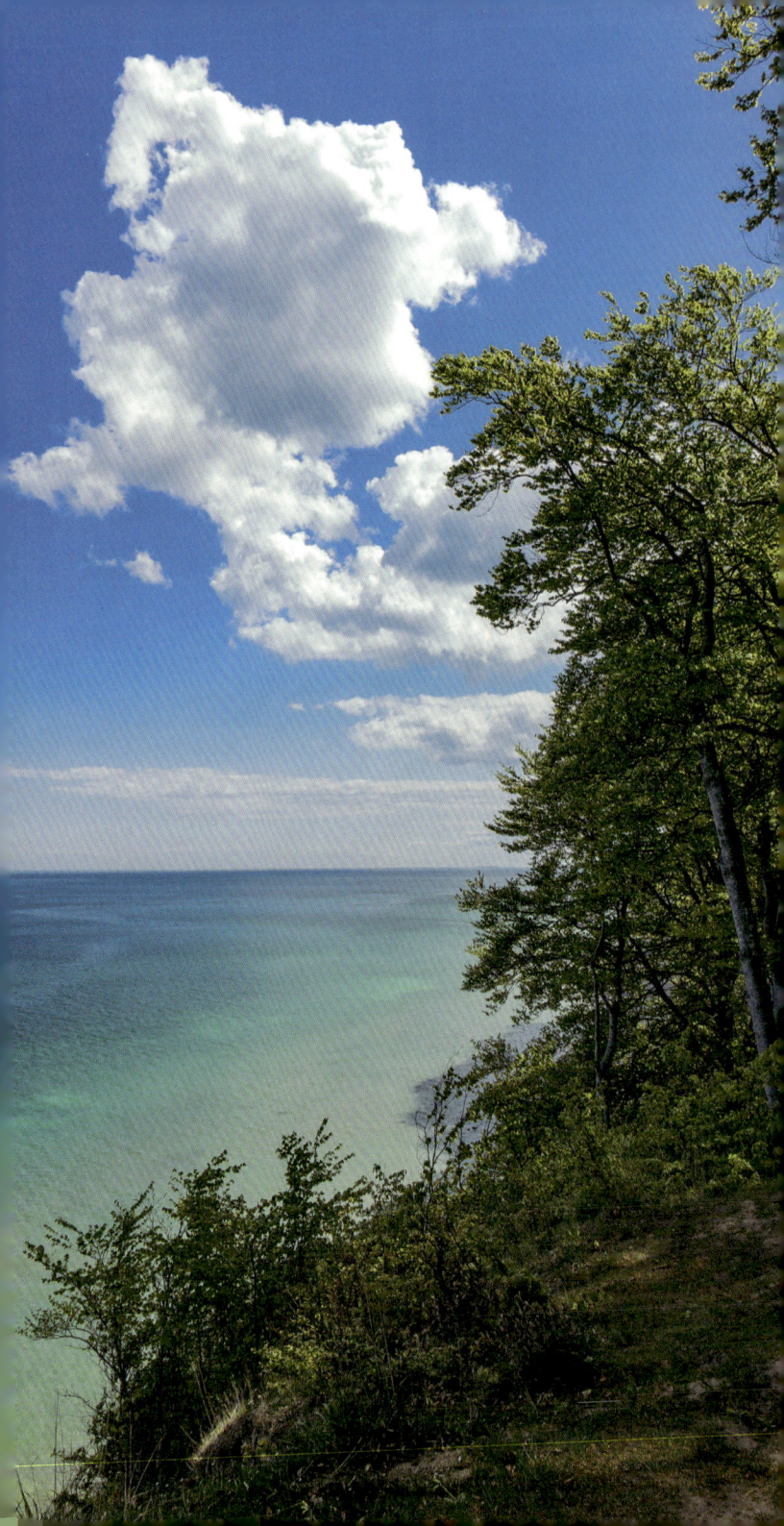

»In der heutigen schnell-lebigen Zeit sollten wir in der Natur innehalten«

Im Gespräch mit dem Naturführer René Geyer

Der gebürtige Rüganer René Geyer ist seit seiner Kindheit fasziniert von der Naturlandschaft Rügens und ihren sagenumwobenen Hünengräbern aus der Steinzeit. Aus dieser Faszination hat er eine Beschäftigung gemacht, und so arbeitet er heute als Naturführer, der Einheimischen und Besuchern die Schönheit und Vielfalt der Rügener Natur nahebringt. Er ist zertifizierter Partner des Biosphärenreservats Südost-Rügen, Autor und Fotograf und engagiert sich im Naturschutz und in der Denkmalpflege.

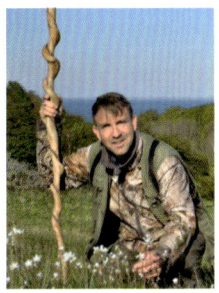

Wie sind Sie zur Naturheilkunde gekommen?
Seit meiner Kindheit faszinieren mich Pflanzen meiner Heimat und auch ihre Verwendung in der Küche. Dass die heimische Pflanzenwelt in der Volksheilkunde verwendet wurde, hat mich als junger Mensch nachhaltig beeindruckt. Seit Anfang der 90er-Jahre habe ich mir Bücher besorgt von bekannten Pflanzen- und Kräuterexperten unserer Tage. Das waren z.B. die Bücher von Eva Aschenbrenner aus Bayern. Ich habe dann begonnen, selbst Pflanzen zu sammeln und viel ausprobiert. Dabei habe ich festgestellt, was unsere heimischen Wildkräuter doch für Naturschätze und wahre Helfer sein können.

Im Nationalpark Jasmund.

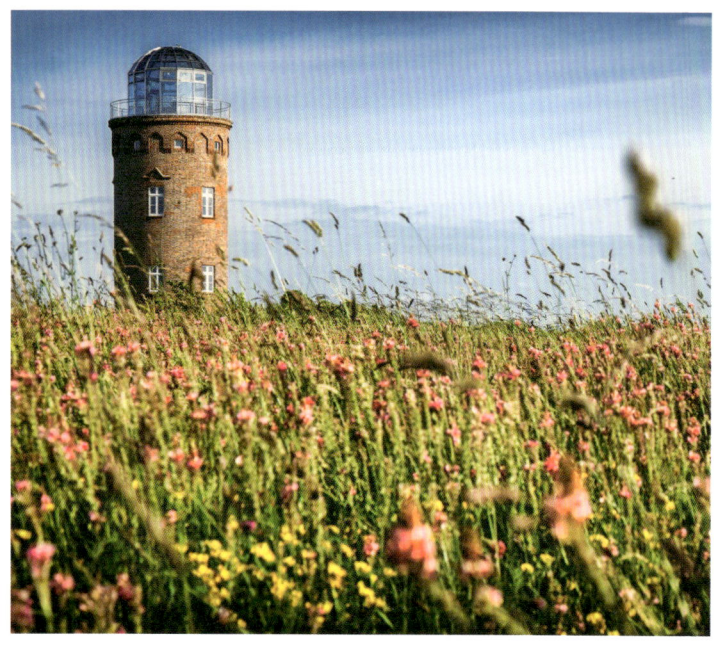

Der Peilturm auf Kap Arkona zwischen natürlichen Wiesen und Landwirtschaft.

Könnten Sie Ihre Philosophie beschreiben?

Bei meiner freiberuflichen Tätigkeit als Naturführer auf Rügen möchte ich den Einheimischen wie auch den Gästen der Insel Rügen die fast vergessenen Pflanzen wieder nahebringen, die unsere Ahnen bereits verwendet haben. Auch möchte ich meinen Führungsteilnehmern die Augen öffnen für die bunte, wunderschöne, heimische Pflanzenwelt, die dort am Wegesrand oder auf Wiesen steht. Unsere heimische Pflanzenwelt hat es verdient beachtet, geschützt und verwendet zu werden. In der heutigen schnelllebigen Zeit sollten wir in der Natur innehalten, bewusst hinschauen, riechen, fühlen und auch mal schmecken. Über das Beschäftigen mit der Pflanzenwelt und der Natur sollen meine Begleiter wieder über den Umgang mit der Natur nachdenken, aber auch über den Umgang mit der eigenen Gesundheit, da die Gesundheit doch etwas absolut Wertvolles ist.

Fehlt uns in der modernen Industriegesellschaft der Bezug zur Natur?

Ja, leider. Doch die Menschen, vor allen Dingen aus den großen Städten, zieht es immer häufiger raus in die Natur. Fast »intuitiv« suchen sie die Nähe zur Natur. Aus meiner Sicht ganz verständlich.

Bietet Rügen eine besondere Flora und Atmosphäre? Könnten Sie versuchen,
die Natur Rügens zu charakterisieren? Was unterscheidet die Natur dort von
anderen Regionen?

Die größte deutsche Insel besitzt eine Naturausstattung mit den unterschiedlichsten Natur- und Lebensräumen. Da wären die drei Großschutzgebiete von
Rügen. Dazu zählen die Teile des Nationalparks Vorpommersche Boddenlandschaft, der Nationalpark Jasmund und das Biosphärenreservat Südost-Rügen. Im Westen und Nordwesten der Insel Rügen, als Teil des Nationalparks
Vorpommersche Boddenlandschaft, die Insel Hiddensee mit ihrem Hochland
und der herrlichen Dünenheide. Der Bug als größter Sandhaken der Insel
Rügen und die Kreptizer Heide am Nordwestufer vom Windland Wittow. Die
kleine Insel Ummanz, wo im Frühjahr und Herbst die Kraniche zu beobachten sind. Dort im Westen erlebt der Einheimische und Besucher die wohl
schönsten Sonnenuntergänge mit den herrlichsten Farben am Himmel.

Im Nationalpark Jasmund erleben wir – egal zu welcher Jahreszeit – die
beeindruckende Kreidesteilküste der Insel Rügen. Ganz in der Früh im Nationalpark Jasmund unterwegs zu sein ist ein Erlebnis, das man nie vergisst.
Gerade mal über den Horizont gestiegen, lässt die Sonne im Frühjahr oder
im Herbst die Kreideküste besonders erstrahlen. Dazu das Maigrün oder
die Laubfärbung im Herbst – ein unvergessliches Naturerlebnis.

Im Südosten der Insel dann das Biosphärenreservat Südost-Rügen. Eine
Landschaft, in sich abwechslungsreiche Steilküsten und alte Wälder
wie die Granitz begegnen. Und um die alten Fischerdörfer an der Ostküste
Rügens die üppig blühenden Kräuterwiesen, auf denen Schafherden die
Kulturlandschaft erhalten und pflegen. Dort findet der Naturfreund längst
verschwundene botanische Kostbarkeiten. Dort sind dann die wohl schönsten Sonnenaufgänge zu erleben – man muss nur rechtzeitig aufstehen. Und
im Rügischen Bodden die deutschlandweit einmalige Insel Vilm mit Baum-
gestalten, die es nur dort gibt und die an die Zeit der Romantik erinnern.
Eine Perle auch der Kleine Jasmunder Bodden nordwestlich von Bergen,
wo noch an den Ufern die Zeit stehen geblieben zu sein scheint.

Was erwartet den Besucher im Biosphärenreservat Südost-Rügen?
Im Biosphärenreservat erwartet den Besucher eine jahrtausendealte Kultur-
landschaft. Hinterlassenschaften aus der Jungsteinzeit wie Großsteingräber,
Hügelgräber der Bronzezeit und aus der slawischen Besiedlung sind allgegen-
wärtig. Im Rügischen Bodden befindet sich die streng geschützte, einmalige,
kleine Insel Vilm mit ihrem sehr alten, fast romantisch anmutenden Wald!
Im Biosphärenreservat Südost-Rügen befindet sich auch das zweitgrößte
Waldgebiet der Insel, die Granitz. In der Granitz liegt der wunderschöne

»Schwarze See«. Gen Norden und Nordosten grenzt die hohe Steilküste der Granitz an die Ostsee. Leider gibt es auch im Biosphärenreservat große Felder mit Monokulturen von Mais und Raps ohne Artenvielfalt! Im Südosten hingegen bietet das Mönchgut eine abwechslungsreiche Landschaft mit alten Fischerdörfern, herrlichen Steilküsten und Badestränden. Auf dem »Zickerschen Höft« befindet sich ein buntes Pflanzenparadies von Anfang April bis Ende September. Auf Mönchgut gibt es die größten Mager- und Trockenrasenflächen der Insel Rügen mit einer geschützten Tier- und Pflanzenwelt. Im Frühjahr sind die Halbtrockenrasen gelb übersät mit den Wiesenschlüsselblumen. Wochen vorher blüht in den alten Buchenwäldern das Leberblümchen und der Waldboden ist ein blauer Blütenzauber. Ende des Frühjahrs überschlagen sich die Farben der Gräser und der Wiesenblumen. Über die Blüten der Pflanzen schmettert laut die Feldlerche ihr Lied. Dann werden die Schafherden auf die Wiesen getrieben, ohne die eine solche Vielfalt nicht möglich wäre. Über die Rücken der Schafe kann man auf eine hügelige Landschaft blicken mit Höhen von bis zu 66 Metern. Man kann den weiten Blick über die Insel genießen. Die freie Ostsee und der Rügensche Bodden sind immer sichtbar – eine Augenweide für den Naturfreund.

Wie ist der Zustand der Natur auf Rügen und an der Küste?
Die Natur steht auf der Insel Rügen in den Großschutzgebieten unter besonderem Schutz. Daneben gibt es auch zahlreiche kleinere Schutzgebiete, wie Naturschutzgebiete, Biotope, Naturdenkmale etc. In diesen geschützten Gebieten gibt es eine große Anzahl von Tier- und Pflanzenarten, die nicht nur in Mecklenburg-Vorpommern, sondern auch in ganz Deutschland auf der Roten Liste stehen und vom Aussterben bedroht sind.

Was bedeutet der Aufenthalt in der Natur für Sie?
Egal ob alleine oder mit Menschen, die ich führe, es ist immer ein zu sich selber kommen und ein Labsal für die Seele und die Sinne.

Eine grundsätzliche Frage: Die pharmazeutische Industrie isoliert bzw. synthetisiert ja oft Wirkstoffe nach dem Vorbild der Natur. Wenn ich damit also einen ganz bestimmten Wirkstoff sozusagen rein, also befreit von weiteren, eventuell unerwünschten Stoffen, einnehmen kann und die Dosierung auch noch ideal steuern kann – welchen Vorteil hat dann die Naturheilkunde?
Die uns umgebenden Pflanzen mit ihren Inhaltsstoffen sind viel besser angepasst an unseren Körper als die Wirkstoffe aus dem Labor. Sie sind entwicklungsgeschichtlich viel besser an unseren Körper angepasst und sollten auch weiterhin ihren hohen Stellenwert behalten.

Plädieren Sie fürs Selbersammeln oder geht man besser ins Kräuterhaus bzw. die Apotheke?

Wem sich die Möglichkeit bietet, herauszugehen in die Natur, in eine Landschaft, die wenig beeinflusst von konventioneller Landwirtschaft ist, sollte immer selber sammeln. Ich habe die Erfahrung gemacht, dass selbst gesammelte Pflanzenteile besser und stärker wirken. Nicht gesammelt werden bedrohte und geschützte Pflanzenarten. Auch in Naturschutzgebieten darf nur eingeschränkt oder nur mit Sondergenehmigungen gesammelt werden, und in Nationalparks ist es gänzlich untersagt. Wer keine Möglichkeit hat, in unbelastete Naturräume zu gehen, sollte lieber auf die Apotheke zurückgreifen.

Ist beim Kräutersammeln auch der Weg das Ziel?

Ist also der Vorgang des Sammelns, der Aufenthalt in und die Beschäftigung mit der Natur genauso wichtig wie der Ertrag, den ich am Ende mit nach Hause bringe?

Der Kräutergang, also das Sich-Aufmachen zu den Kräutern und den Heilpflanzen, ist immer ein Ziel. Der Aufenthalt an frischer Luft und die Tätigkeit, die Pflanzen oder Kräuterteile zu ernten und dazu seine eigene Energie einzubringen, ist ein sehr wichtiger Aspekt. Der Ertrag ist da nur eine Nebensache, da wir ohnehin nur so viel sammeln sollten, wie wir selber verbrauchen.

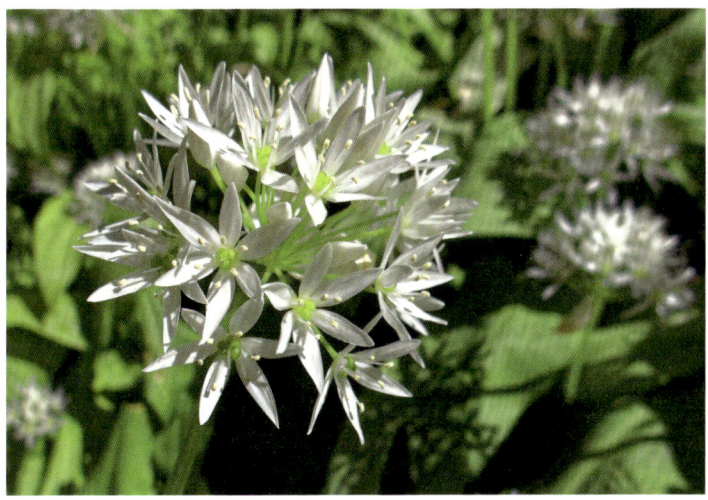

Bärlauchblüte bei Putbus auf Rügen.

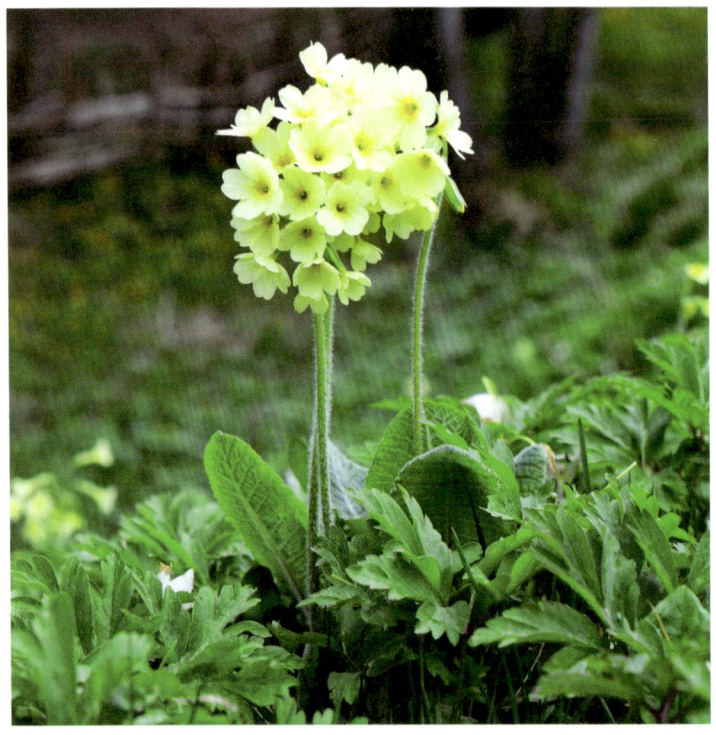

Die Schlüsselblume ist ideal für die Hausapotheke.

Gibt es Grundregeln, die Sie weitergeben?
Ja, am besten sammelt man, wenn der Morgentau weggetrocknet ist. Das gilt für Pflanzenteile, die wir trocknen wollen, z.B. für Tees. Man sollte nur Pflanzen sammeln, die man genau kennt. Bei Verwendung von Pflanzen in der Volksheilkunde ist auch immer Rücksprache mit dem Hausarzt zu führen. Für das Sammeln von Pflanzen für die Küche gilt: Qualität geht vor Quantität.

Sie führen viele Menschen durch die Natur. Müssen Sie oft Hindernisse bei den Teilnehmern von Führungen überwinden, abbauen?
Nein, eher nicht, da die meisten meiner Teilnehmer wissen, dass die Insel Rügen eine einmalige Natur besitzt, die einen in ihren Bann ziehen kann. Die meisten Menschen, die mit mir mitgehen, sind sehr offen für das, was sie dort erwartet. Und die Landschaft, die sie dort mit allen Sinnen wahrnehmen, vermag letztlich alle zu überzeugen.

Haben die Besucher ihrer Führungen eine klare Zielvorstellung oder kommen die oft auch ohne klare Erwartungshaltung?

Die meisten meiner Besucher haben sich vorher darüber informiert, was sie erwartet. Sei es auf meiner Homepage oder aus lokalen Veröffentlichungen.

Stammen Ihre Gäste meist aus der ländlichen Gegend oder kommen auch Städter?

Die Gäste kommen aus allen Gegenden.

Gibt es ein neues Bewusstsein für Naturmedizin?

Das Interesse für und die Nachfrage nach Naturmedizin sind gestiegen.

Haben einzelne lokale Traditionen überlebt?

Mir fällt dort nur die Verwendung des Holunders in der Volksheilkunde ein, wenn es um die Erkältungskrankheiten geht. Der Holunder ist immer noch tief verwurzelt im Bewusstsein der Inselbewohner.

Kommen das alte Bewusstsein und die Wertschätzung für Natur langsam zurück?

Das alte Bewusstsein und die Wertschätzung für die Naturreichtümer der Insel Rügen hat eine sehr lange Tradition. Allerdings ist die Insel Rügen auch eine Touristenregion, mit örtlichen Tendenzen zum Massentourismus. Dort braucht es mehr denn je die Wertschätzung der Natur und der Lebensräume. Nachhaltiges Denken und Handeln ist gefragt, statt »höher, schneller, weiter«.

Haben Sie eine Hausapotheke, in der bestimmte Pflanzen immer vorhanden sind?

Ja, da ist immer dabei: Holunder, Weißdorn, Schlüsselblume und Schafgarbe.

Gibt es Heilpflanzen, die Sie besonders schätzen?

Das wären zum Beispiel die vielfach einsetzbare Schafgarbe und die Wiesenschlüsselblume.

Welche Heilpflanzen verwenden Sie in der Küche am liebsten?

Den Bärlauch, den sehr jungen Giersch und den Wiesenbärenklau.

Sie bieten auch Führungen zu den Hügelgräbern an. Könnten Sie dazu etwas erzählen?

Da ich auch ehrenamtlicher Bodendenkmalpfleger bin, liegen mir die sogenannten Hünengräber, also die Großsteingräber aus der Jungsteinzeit, und die bronzezeitlichen Hügelgräber als ein Stück Identität der Insel Rügen besonders am Herzen. Die Erbauer dieser Grabanlagen haben auf alle Fälle auch unsere heimische Pflanzenvielfalt genutzt. Um diese Grabanlagen ranken sich auch ganz besondere Sagen und Mythen, die auch immer Bestandteil bei meinen Führungen sind.

Eignet sich Naturmedizin zur Prophylaxe?
Ja, das denke ich wohl. Ich halte es da mit Paracelsus, der meinte: »Die Nahrung sollte eure Medizin sein und die Medizin eure Nahrung.«

Gibt es besondere Biotope und Orte auf Rügen (und an der Küste), die für Kräuterwanderungen prädestiniert sind?
Auf der großen Insel Rügen gibt es zahlreiche Regionen, die sich für Kräuterwanderungen eignen. Ich habe das Glück, meine Kräuterführungen im Naturschutzgebiet Zicker Berge mit seiner besonderen Trocken- und Halbtrockenrasenvegetation machen zu können.

Gibt es Leute, die immer wieder zu Ihren Führungen kommen?
Ja, da gibt es regelrechte »Wiederholungstäter«. Die Vegetation ist so vielfältig und von Woche zu Woche zeigt sie sich in einem anderen Blütenbild. Darum ist es für die Teilnehmer schon wieder anders, zu einer anderen Zeit an der Führung teilzunehmen. Es kommen auch Familien mit Kindern jedes Jahr wieder, und so kann ich beobachten, wie die Kinder größer werden.

Sind es vor allem Frauen, die sich für Naturheilkunde interessieren?
Ja, das war gleich von Anfang an so. Die Frauen ziehen aber auch immer ihre Männer mit. Bei einer Kräuterführung habe ich übrigens meine Frau kennengelernt.

Was sind typische Besucherfragen?
Ob man die Pflanzen immer waschen muss? Dürfen wir unseren Hund mitnehmen? Dürfen wir Pflanzen bei ihrer Führung selber sammeln und mit nach Hause nehmen? Gibt es Zecken? Und ein Klassiker – immer wieder: Wie sieht es mit dem Fuchsbandwurm aus?

Haben sie den Eindruck, dass das bei den Teilnehmern auch richtig fruchtet, dass das nicht nur eine Sache ist, die sie zur Unterhaltung machen und dann schnell wieder vergessen?
Immer wieder höre ich am Ende der Führung, dass sie ihre sogenannten »Unkräuter« jetzt mit anderen Augen sehen werden und nicht mehr aus

ihren Gärten rausreißen. Lieber wollen sie versuchen, die Pflanzen in der Küche zu verwenden. Bei meinen Besuchern, die schon öfter mit waren, höre ich sehr oft, dass sie Pflanzen selber nutzen, sowohl in der Küche als auch in der Volksheilkunde. Und so lerne ich auch so manches Mal selber was dazu. Da gibt es immer wieder anregende Gespräche während und auch nach der Führung.

Was müsste aus Ihrer Sicht noch getan werden, um das allgemeine Bewusstsein zu verbessern?
Zuerst einmal in die Schulen gehen, denn man sollte schon im Kindesalter ein Bewusstsein für die Natur und deren Zusammenhänge vermitteln. Kinder sind da besonders offen und staunen noch mit einer ganz besonderen Begeisterung, wenn es ihnen auf gute Art und Weise und nicht nur mit erhobenem Finger vermittelt wird.

Sie beschäftigen sich auch mit Mythen und Sagen der Region. Gibt es da welche, in denen Heilpflanzen eine wichtige Rolle spielen?
Eher weniger, denn die meisten Sagen und Mythen behandeln geschichtliche und historische Vorgänge. Nur der Wacholder spielt in der Mystik eine Rolle. So wurde der Wacholder, der auf Rügen auch »Knirk« genannt wurde, zu hohen Festtagen in die Stuben gelegt, um mit diesen Wacholderzweigen die sogenannten »Enken«, die bösen Geister, vom Haus zu vertreiben. Wacholder wurde auch als Bauopfer in die Fundamente der alten Häuser gelegt. Auch dort galt der Wacholder als Schutzpflanze.

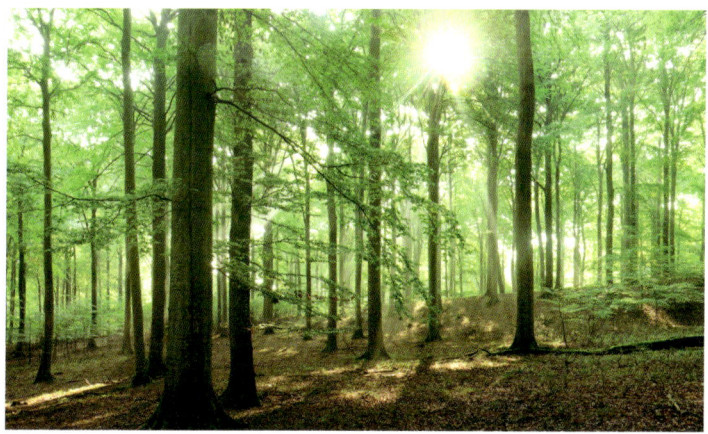

Der Buchenwald im Nationalpark Jasmund.

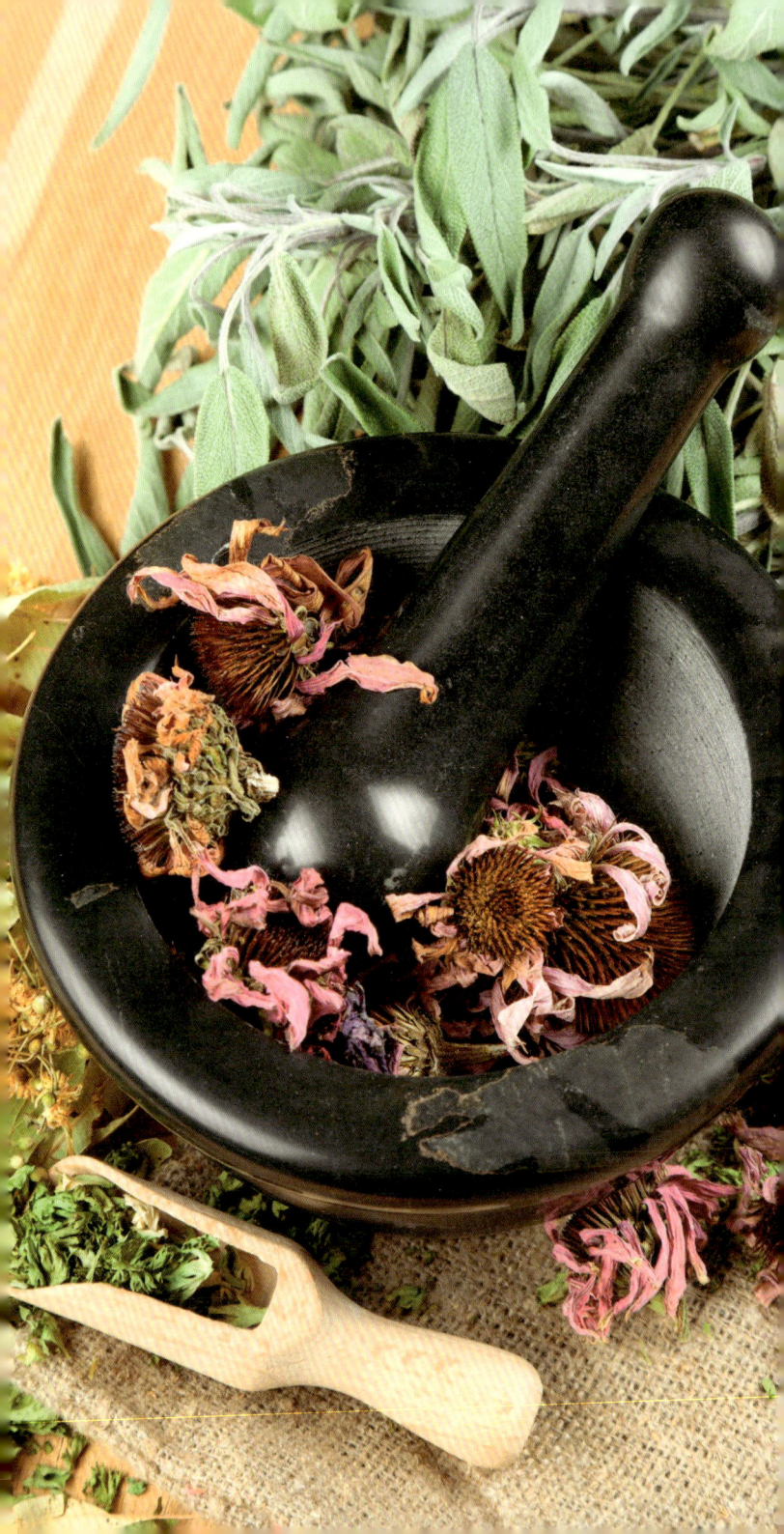

Das Sammeln von Heilpflanzen

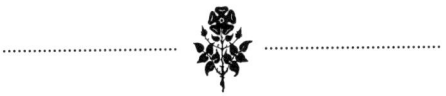

DAS WICHTIGSTE ZUERST

Das Wichtigste zuerst: Es geht nicht nur um den Ertrag. Es geht um die Natur. Wenn Sie losgehen, um Wildkräuter zu sammeln, dann gilt auch das bekannte Sprichwort: Der Weg ist das Ziel. Machen Sie sich bewusst, dass Sie sich in der Natur aufhalten und genießen Sie es! Auch wenn Sie vielleicht zunächst keinen »Ertrag« mit nach Hause nehmen können – der Aufenthalt in und die Beschäftigung mit der Natur sind eine Bereicherung. Die Natur wirkt auf unseren Organismus und auf unsere Psyche erholend. Ein Waldspaziergang ist wie eine Therapie, denn Wälder sind Orte der Entspannung.

LICHT, LUFT UND FARBEN: DIE BLUMENWIESE

Auch Blumenwiesen gehören zu den wichtigsten, wertvollsten Biotopen der Natur. Sie bieten unzähligen Insekten und Wirbeltieren Lebensraum und Nahrung. Während im Wald gedämpftes Licht vorherrscht, sind Wiesen Orte von Helligkeit und Farbigkeit. Auf Wiesen finden Sie die höchste Biodiversität, die unsere heimische Natur bietet. Machen Sie sich die üppige Vielfalt der Lebensformen, die hier zu finden sind, bewusst.

Genießen Sie also die wohltuende, heilsame Wirkung, die ein Aufenthalt in der Natur haben kann.

WIE SAMMELT MAN RICHTIG?

Bevor Sie anfangen zu sammeln, lernen Sie Pflanzen zu bestimmen. Das erfordert Zeit und Geduld. Nur wenn man einigermaßen erfahren im Identifizieren von Pflanzen ist, kann man gefahrlos selbst sammeln. Solange Sie unsicher sind, sollten Sie sich genügend Zeit

zum Lernen und Üben geben. Schließen Sie sich anderen Kräuter-
wanderern an, machen Sie eine oder besser mehrere Kräuterführungen mit. Fangen Sie mit einer Pflanze an, deren Merkmale Sie
sich genau einprägen. Am besten, Sie nehmen immer ein Bestim-
mungsbuch mit.

WELCHE AUSRÜSTUNG BENÖTIGT MAN?

Zur Ausrüstung gehören schützende Handschuhe und eine Gartenschere. So können Sie gezielt und schonend genau die Teile
abschneiden, die Sie benötigen. Rupfen oder Reißen würde die
Pflanze zu sehr beschädigen. Für den Transport eignen sich Körbe
oder große Stoffbeutel.

WANN SAMMELT MAN AM BESTEN?

Der ideale Zeitpunkt hängt davon ab, was man sammeln möchte,
ob Kraut, Blüte oder Frucht. Am günstigsten sind die Voraussetzungen bei gemäßigten Temperaturen und mäßig trockenem
Klima. Nicht zu früh morgens, wenn die Pflanze oft noch feucht ist,
und auch nicht zu spät nachmittags, wenn die Sonne am stärksten
ist. An Regentagen sollte man nicht sammeln.

WIE SAMMELT MAN SCHONEND?

Wenn eine Wildpflanze »geerntet« werden soll, gilt es, möglichst
darauf zu achten, dass sie nachwachsen kann. Also nie mehr als
ein Drittel der Pflanze entnehmen. Das ist besonders bei solchen
Pflanzen einfach, bei denen man die oberirdischen Teile verwendet.
Bei den Arten, bei denen man es auf Wurzel oder Rhizom abgesehen hat, ist oft der Gang in die Apotheke oder ins Kräuterhaus
die bessere Lösung. Zum schonenden Teilen eines Wurzelstockes
braucht man eine gewisse gärtnerische Erfahrung.

Ernten Sie also immer so, dass die Pflanze überlebensfähig bleibt.
Immer beachten: Die Pflanze muss sich regenerieren können. Keinesfalls sollte man gleich mehrere ganze Pflanzen ausreißen, sodass
keine Vertreterin der Art am Ort zurückbleibt.

Sammeln Sie immer nur so viel, wie Sie sofort verbrauchen oder
verarbeiten können. Je weniger, desto besser. Man sollte anschließend nicht erkennen können, dass gesammelt wurde. Dann freut
sich auch der nächste Kräuterwanderer, der nach Ihnen kommt.

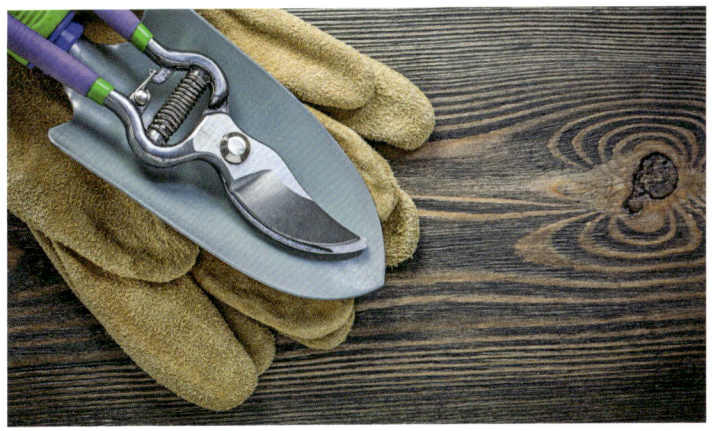

Handschuhe, Schippe und Gartenschere gehören zur Grundausrüstung.

WO SAMMELT MAN AM BESTEN?

Grundsätzlich sollte man darauf achten, nicht in der Nähe stark befahrener Straßen zu sammeln, weil man sonst von einer hohen Schadstoffbelastung der Pflanzen ausgehen muss. Ränder von landwirtschaftlich genutzten Flächen wie Äckern bergen zudem die Gefahr, dass Pestizide und Düngemittel auch auf die angrenzende Vegetation gelangen. An Wegesrändern müssen Sie davon ausgehen, dass dort schon der eine oder andere Hund sein Geschäft verrichtet hat.

FUCHSBANDWURM

Der Fuchsbandwurm ist in Deutschland vor allem im Süden, in Bayern und Baden-Württemberg verbreitet. Er kann durch den Verzehr von verschmutzten Waldbeeren, Pilzen oder Pflanzen übertragen werden und schwere gesundheitliche Schäden verursachen. Allerdings erfolgen die meisten Übertragungen durch den direkten Kontakt mit Haustieren wie Hunden und Katzen, die Eier der Parasiten in ihrem Fell tragen können. Gründliches Waschen der wild gesammelten Pflanzen, Früchte und Pilze kann das Übertragungsrisiko minimieren, bietet aber keine Garantie. Der Nachteil des Waschens ist allerdings, dass Wildpflanzen anschließend schnell anfangen zu schimmeln. Wenn Sie die Pflanzen sofort verbrauchen,

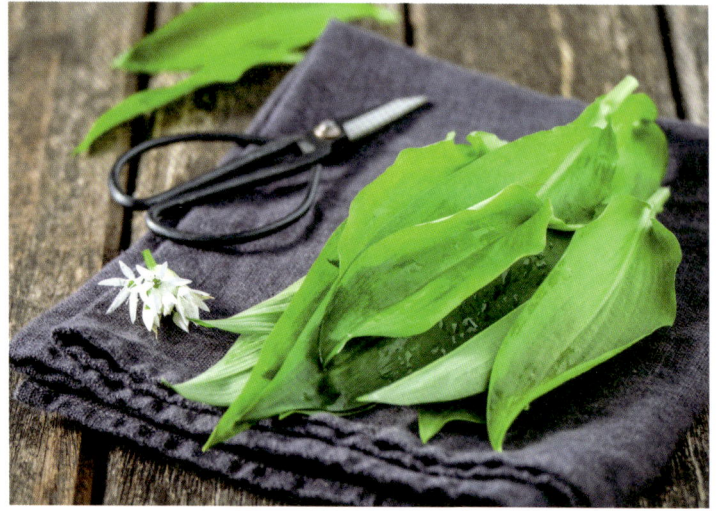

Beim Sammeln sollte man sich immer der Gefahr von Verwechslungen bewusst sein. Bärlauch z.B. ähnelt den giftigen Maiglöckchen.

z.B. im Salat, ist das natürlich kein Problem. Kochen tötet die Eier des Bandwurms ebenso ab wie das Trocknen.

NATURSCHUTZ

Viele Pflanzen stehen unter Naturschutz und dürfen nicht gepflückt werden. Der Status ist von Bundesland zu Bundesland unterschiedlich. In Naturschutzgebieten darf überhaupt nichts gepflückt werden.

RESPEKT VOR DEN KRÄFTEN DER NATUR: VIELE PFLANZEN SIND GIFTIG

Für den Umgang mit Pflanzen gilt immer: Unterschätzen Sie nie, wie giftig viele Pflanzen sind. Oft gilt der Paracelsus-Satz, dass die Dosis das Gift macht. Bei vielen Pflanzen und pflanzlichen Wirkstoffen kehrt sich ihr nützlicher Charakter um ins Gesundheitsschädliche, wenn man eine bestimmte Dosis oder Konzentration überschreitet.

Daneben gibt es auch in unseren Breiten zahlreiche Arten, die schon in geringen Dosen hochgiftig wirken. Denken Sie an den Fingerhut oder den (nicht als Heilpflanze genutzten) Eisenhut, der als giftigste Pflanze Europas gilt. Schon der Verzehr weniger Blätter kann tödlich wirken. Alle Teile der Pflanze sind giftig. Alleine der bloße Hautkontakt kann, auch ohne Verletzungen, Vergiftungserscheinungen hervorrufen. Ähnlich gefährlich ist die Herkulesstaude (Riesen-Bärenklau), die durch bloße Berührung Verbrennungen auf der Haut verursachen kann.

AUCH HEIL- UND NUTZPFLANZEN KÖNNEN GIFTIG SEIN

Nicht jede Heilpflanze eignet sich fürs Selbersammeln. Huflattich zum Beispiel ist als Wildpflanze potenziell krebserregend. Nur die in Apotheken erhältlichen Zuchtformen sind unbedenklich. Manche Pflanzen sind nur in Teilen giftig, deshalb ist es sehr wichtig, präzise zu sammeln. Jede Pflanzenart muss eigens betrachtet und beurteilt werden.

Selbst viele Nutzpflanzen sind im unreifen Zustand ungenießbar bis giftig, zum Beispiel Nachtschattengewächse wie Tomaten oder Kartoffeln. Erst durch Reifung (Tomate) oder durch das längere Erhitzen (Kartoffel) werden sie genießbar. Wir kämen mit gutem Grund nie auf die Idee, eine grüne Tomate oder rohe Kartoffel zu verzehren.

SAMMELN SIE NUR, WAS SIE BESTIMMEN KÖNNEN

Sammeln Sie nie, wenn Sie sich unsicher sind! Überprüfen Sie Ihre Funde zu Hause sicherheitshalber noch mal – die Google-Bildersuche mit dem lateinischen Pflanzennamen kann sehr hilfreich sein. Solange Sie sich nicht hundertprozentig sicher sind, sollten Sie die Pflanze in ihrer natürlichen Umgebung kennenlernen und dann im Kräuterhaus oder in der Apotheke kaufen.

WERDEN SIE GÄRTNER – DIE BIENEN, HUMMELN UND SCHMETTERLINGE WERDEN ES IHNEN DANKEN

Wenn Sie einen Balkon oder Garten haben – nutzen Sie ihn, um selbst Heilpflanzen anzupflanzen. So bekommen Sie allmählich ein Gefühl für die Pflanze und werden sicherer im Erkennen. Ganz nebenbei unterstützen Sie damit die Umwelt. Viele Heilpflanzen sind sogenannte Bienenweiden, das heißt sie sind wichtige Futterpflanzen für Bienen und andere Fluginsekten. Die Bienen, Hummeln und Schmetterlinge werden es Ihnen danken! Hier sind besonders die Bewohner von Städten gefragt, wo Insekten oft zu wenige nektarspendende Pflanzen finden, um überleben zu können. Mit dem eigenen Anbau trägt man außerdem zum Erhalt der Arten bei.

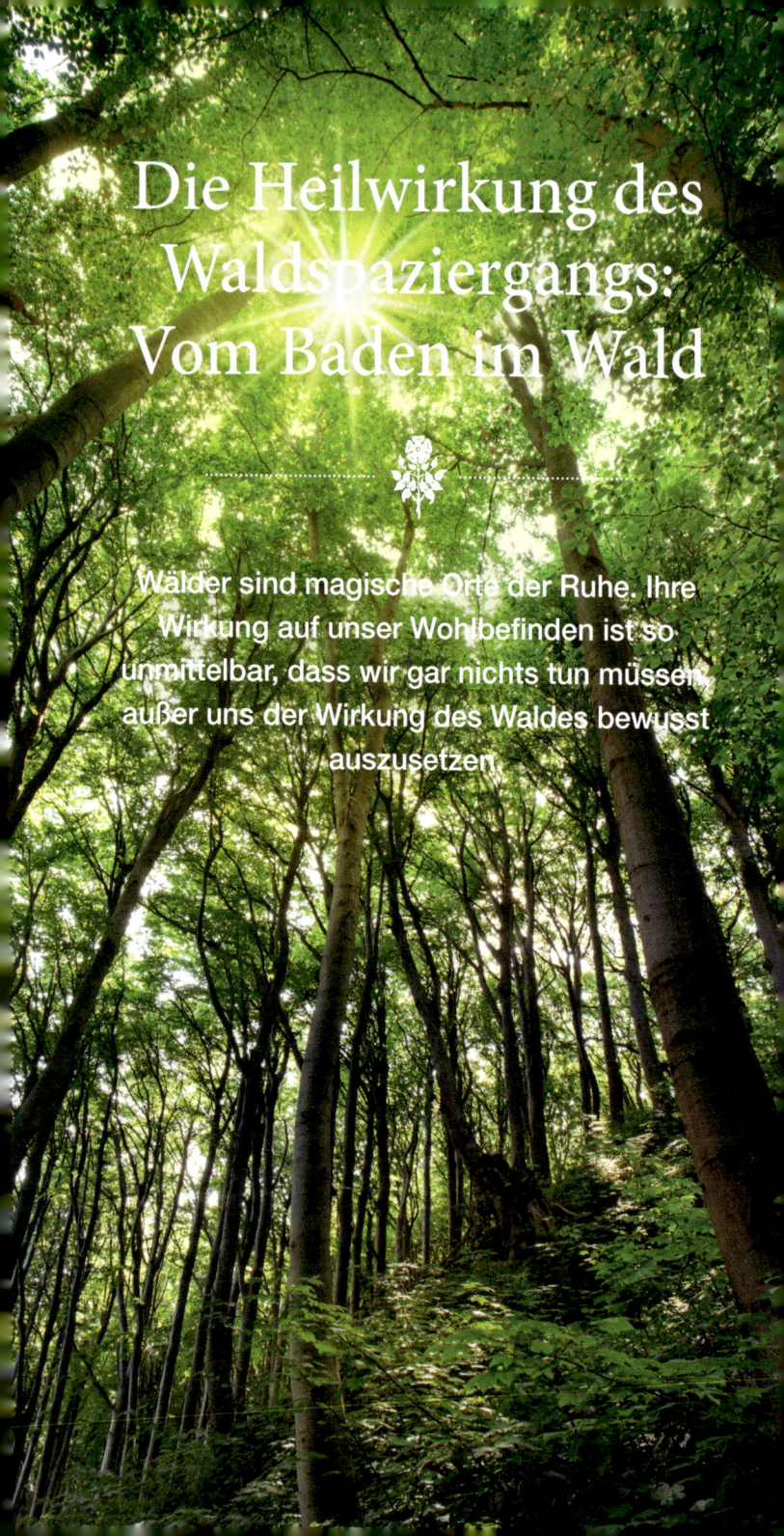

Die Heilwirkung des Waldspaziergangs: Vom Baden im Wald

Wälder sind magische Orte der Ruhe. Ihre Wirkung auf unser Wohlbefinden ist so unmittelbar, dass wir gar nichts tun müssen, außer uns der Wirkung des Waldes bewusst auszusetzen.

Die Japaner haben dafür den Begriff Shinrin-yoku geprägt. »Shinrin-yoku« lässt sich mit »Waldbaden« übersetzen, meint also einen Aufenthalt im Wald, bei dem die Sinne offen sind für die Wirkung der Natur. Und klingt »Waldbaden« nicht viel einladender, genussvoller und sinnlicher als »Spaziergang«? Das bewusste Einatmen der feucht-kühlen Waldluft mit ihren stimulierenden Aromen von Moosen und Harzen, das Aufsaugen der meditativen Ruhe. Aber es ist eben nicht einfach »nur« ein Spaziergang. Nicht ohne Grund ist Shinrin-yoku in Japan und Südkorea schon lange ganz offiziell als Therapieform anerkannt. Was uns als moderne Bürger einer Industrienation unweigerlich stutzig macht, ist die verblüffende Einfachheit. Einfach nur im Wald sein, mehr nicht?

Um sich die Bedeutung bewusst zu machen, sollte man einfach einen Waldspaziergang mit einem Stadtspaziergang vergleichen. Beides sind entspannende, mitunter inspirierende Tätigkeiten. Doch ein Stadtspaziergang wird mit hoher Wahrscheinlichkeit immer ein ambivalentes Vergnügen sein – das Risiko, etwa soziale Stresssituationen zu erleben ist hoch, ebenso die Belastung mit Lärm und Staub. Trockene, schmutzige Stadtluft tut unserer Gesundheit nicht gut, ganz im Gegenteil. Egal wie sehr wir den Stadtbummel vielleicht geistig genießen mögen, der körperliche und seelische Genuss bleibt aus. Unser Immunsystem bleibt permanent im Stressmodus.

Ganz anders im Wald. Mild-feuchte Luft, gedämpftes Licht, weicher Boden, harmonische, warme und beruhigende Farben (Grün, Braun), friedliche Stille ringsherum – diese Umgebung ist geradezu paradiesisch für unseren Körper und unsere Seele. Es ist nachgewiesen, dass Aufenthalte im Wald die Konzentration des Stresshormons Cortisol reduzieren, den Puls regulieren und den Blutdruck senken können. Wir atmen leichter, da die Waldluft nicht nur sauberer ist, sondern auch voller Phytonzide. Das sind antibiotisch wirksame Stoffe, die Pflanzen an die Luft abgeben. Japanische Studien legen den Schluss nahe, dass die hohe Konzentration von Phytonziden in der Waldluft unser Immunsystem stimulieren kann – mit dem Effekt, dass die sogenannten Killerzellen unseres Immunsystems ihre Aktivität steigern. Killerzellen greifen schädliche Elemente wie Krebszellen an und neutralisieren sie.

Auch der Weg ist das Ziel: Der Aufenthalt in der Natur tut Körper und Seele gut.

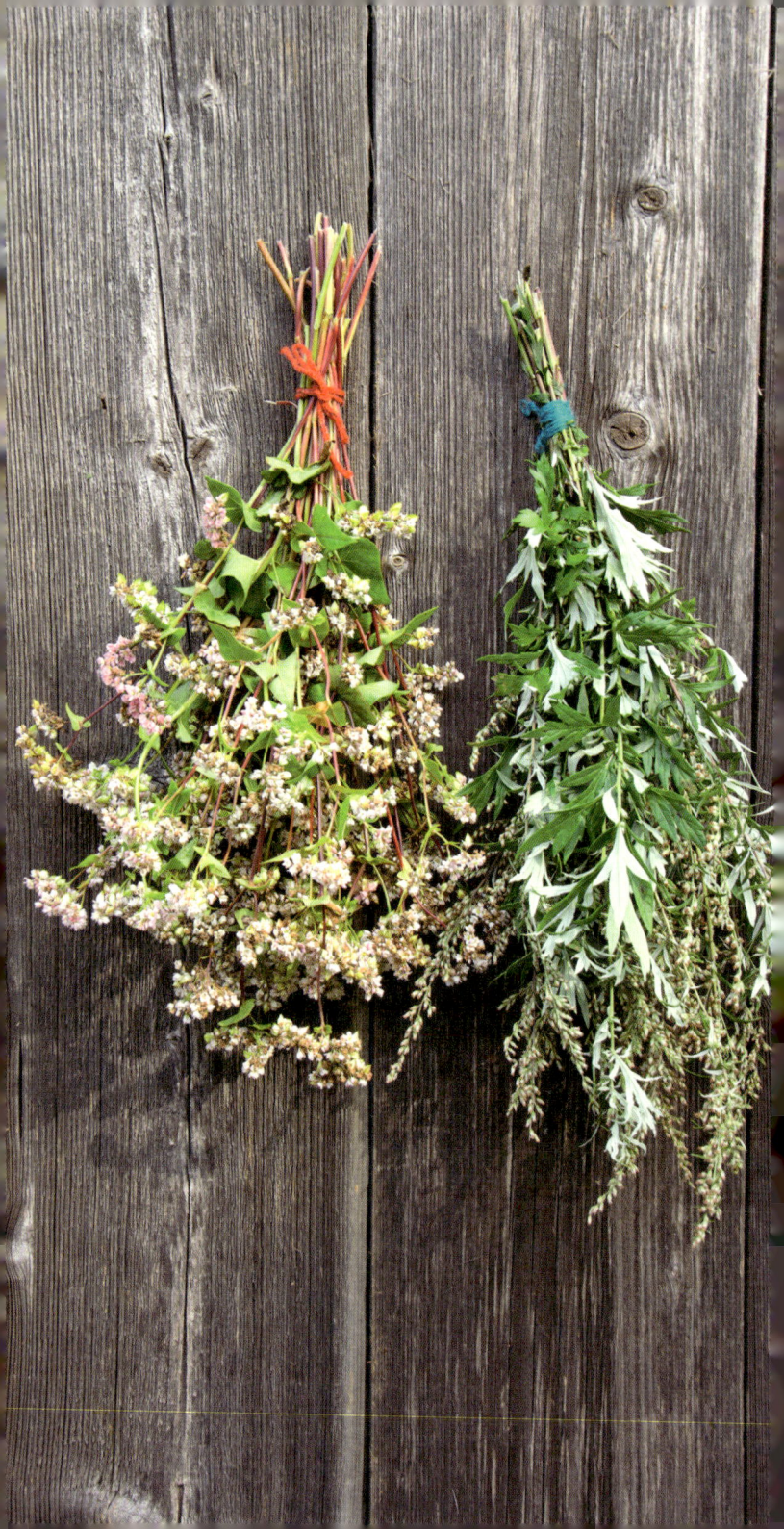

Die wichtigsten Anwendungen

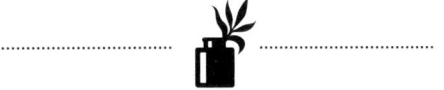

FÜR ALLE ANWENDUNGEN UND ZUBEREITUNGSARTEN GILT:
Licht und Luft zerstören viele wertvolle Inhaltsstoffe, deshalb sollten Zubereitungen immer in braunen Glasgefäßen aufbewahrt werden. Braunglas filtert schädliche UV-Strahlung. Die Gefäße sollten mit einer Beschriftung und einer Datumsangabe versehen werden.

TROCKNEN

Zum Trocknen frischer Pflanzen benötigen Sie einen warmen, schattigen und gut durchlüfteten Raum. Die Luft darf nicht feucht sein. Sonnenlicht schadet den wertvollen Inhaltsstoffen. Je nachdem, welche Pflanzenteile verwendet werden sollen, müssen diese vor der Trocknung abgetrennt werden. Sie können die Pflanzen in lockeren Bündeln kopfüber aufhängen oder sie auf trockenen Tüchern ausbreiten. Dort sollten sie regelmäßig umgedreht werden, damit keine feuchten Stellen verbleiben. Wenn Sie große Mengen trocknen möchten, können Sie ein Wäschegestell nutzen und darüber entweder ein feinmaschiges Netz oder ein großes Tuch ausbreiten. Alle Pflanzenteile sollten nebeneinander, nicht aufeinander liegen.

TEE

Der Begriff »Tee«, eigentlich die Bezeichnung für die Pflanze Camellia sinensis, hat sich eingebürgert für alle tee-artigen Zubereitungen, bei denen Planzenteile mit heißem bis kochendem Wasser überbrüht werden. Der Aufguss muss in der Regel im zugedeckten Gefäß eine Weile »ziehen«.

Ein Aufguss mit kochendem Wasser hat viele Vorteile: Er ist schnell und einfach zuzubereiten, und kochendes Wasser tötet Keime ab, die sich eventuell auf den Pflanzenteilen befinden. Dennoch trinkt man ihn nur frisch zubereitet. Oft trägt die Wärme des Getränks zur Heilwirkung bei, etwa bei Erkältungskrankheiten. Für Teeaufgüsse lassen sich mehrere Pflanzen, die sich in der Wirkung verstärken oder ergänzen, einfach kombinieren.

Manchmal müssen die Pflanzenteile auch längere Zeit gekocht werden, bis sich die gewünschten Inhaltsstoffe lösen. Dies ist meist bei Baumrinden der Fall.

MAZERAT

Der Kaltwasserauszug ist sinnvoll, wenn es darum geht, Schleimstoffe aus der Pflanze zu lösen. Dafür wird die Pflanze mehrere Stunden im kalten Wasser belassen. Der Nachteil ist, dass die Lösung nicht keimfrei ist. Das Mazerat ist nicht haltbar und sollte immer nur frisch zubereitet getrunken werden.

TINKTUR

Für die Tinktur werden die Pflanzenbestandteile eine Zeit lang in hochprozentigem Alkohol eingelegt und anschließend wieder herausgefiltert. Die Ziehdauer kann Tage, sogar Wochen betragen. Meist mischt man Pflanzenanteile und Alkohol im Verhältnis 1:10. Zum Filtern kann man ein feinmaschiges Sieb oder einen Kaffeefilter verwenden.

Manche Inhaltsstoffe lösen sich in Alkohol einfacher als in Wasser. Der hohe Alkoholgehalt macht Tinkturen lange haltbar. Man kann sie zur Anwendung jeweils verdünnen.

Hochprozentige Getränke wie Schnaps oder Wodka sind für Tinkturen gut geeignet. Aufgrund des hohen Alkoholgehalts ist klar, dass von der Tinktur jeweils nur kleine Mengen, meist tropfenweise, eingenommen werden. Größere Mengen Alkohol würden den Körper belasten, was vor allem während einer Erkrankung unbedingt zu vermeiden ist. Für Alkoholiker und Menschen mit Leberfunktions-

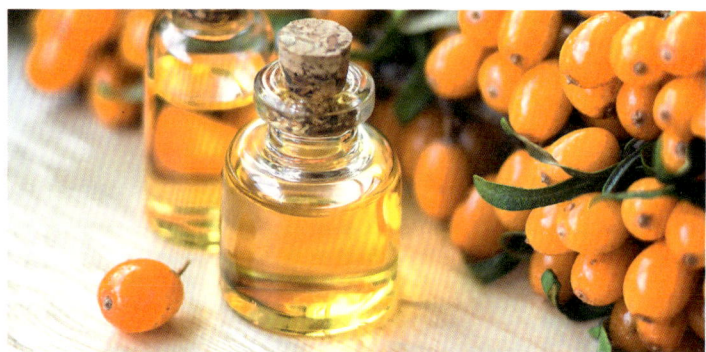

Die alkoholische Tinktur konserviert die Wirkstoffe einer Pflanze.

störungen sind Tinkturen nicht geeignet. Wenn man der Alkohollösung große Mengen Zucker beigibt, erhält man einen Likör.

ÖL

Heilpflanzenöl kann man ähnlich wie eine Tinktur herstellen, nur dass hier nicht Alkohol, sondern Pflanzenöl die tragende Flüssigkeit ist. Dafür gibt man die getrockneten Pflanzenteile in ein Gefäß mit Pflanzenöl und lässt die Mischung mehrere Wochen ziehen. Dann sind die fettlöslichen Inhaltsstoffe der Pflanzenteile ins Öl übergegangen, und das fertige Öl kann abgefiltert werden. Öl ist mehrere Monate haltbar.

SALBE

Salben sind fettbasierte Zubereitungen, die äußerlich angewendet werden. Die Wirkstoffe dringen mit dem Fett über die Haut in den Körper ein. Am besten eignet sich pflanzliches Fett wie Sheabutter, Kakaobutter oder Pflanzenöl. Öl wird in Verbindung mit Bienenwachs dickflüssig und streichfähig. Man kann auch Schweineschmalz verwenden. Im Gegensatz zu mineralischen Fetten wie Vaseline bilden pflanzliche und tierische Fette keinen Film, der auf der Haut verbleibt (und zu Schutzzwecken erwünscht sein kann), sondern werden von der Haut aufgenommen.

Für die Herstellung einer Salbe erhitzt man das Fett mit den Pflanzenteilen vorsichtig und lässt die Mischung über längere Zeit erwärmt ziehen. Anschließend filtert man die Pflanzenrückstände (durch ein Tuch) heraus und fügt der warmen Mischung Bienenwachs hinzu. Das Wachs festigt die Salbe. Salben sind mehrere Monate haltbar.

AUFLAGE, KOMPRESSE

Diese Form der äußerlichen Anwendung kommt oft bei Muskel- oder Gelenkbeschwerden zum Einsatz. Auch Insektenstiche und Wunden können so behandelt werden. Dabei wird ein Püree aus sauberen Pflanzenteilen auf die betroffene Stelle aufgetragen und mit einem Tuch zugedeckt. Die Pflanzenwirkstoffe können auch in Kombination mit Wärme wirken. Dafür tränkt man Stoff mit der erwärmten Pflanzenzubereitung (Tee, Salbe) oder träufelt eine Tinktur auf ein Tuch, das vorher in warmes Wasser getaucht wurde. Dieses legt man auf die betroffene Stelle und lässt es einwirken, solange es warm ist. Für eine Kompresse umwickelt man diese straff mit Mullbinde und fixiert sie.

Die Pflanzen

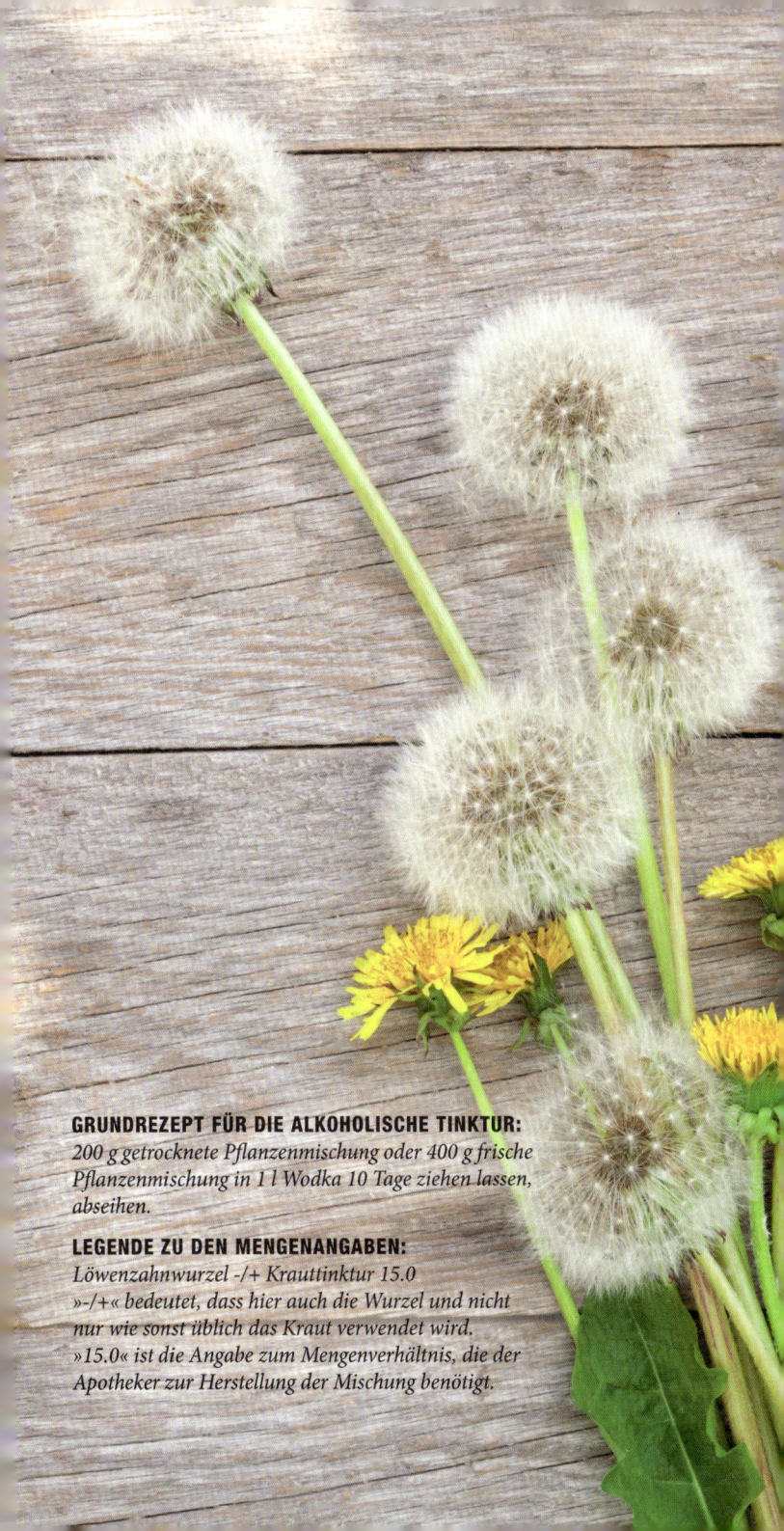

GRUNDREZEPT FÜR DIE ALKOHOLISCHE TINKTUR:

200 g getrocknete Pflanzenmischung oder 400 g frische Pflanzenmischung in 1 l Wodka 10 Tage ziehen lassen, abseihen.

LEGENDE ZU DEN MENGENANGABEN:

Löwenzahnwurzel -/+ Krauttinktur 15.0

»-/+« bedeutet, dass hier auch die Wurzel und nicht nur wie sonst üblich das Kraut verwendet wird.

»15.0« ist die Angabe zum Mengenverhältnis, die der Apotheker zur Herstellung der Mischung benötigt.

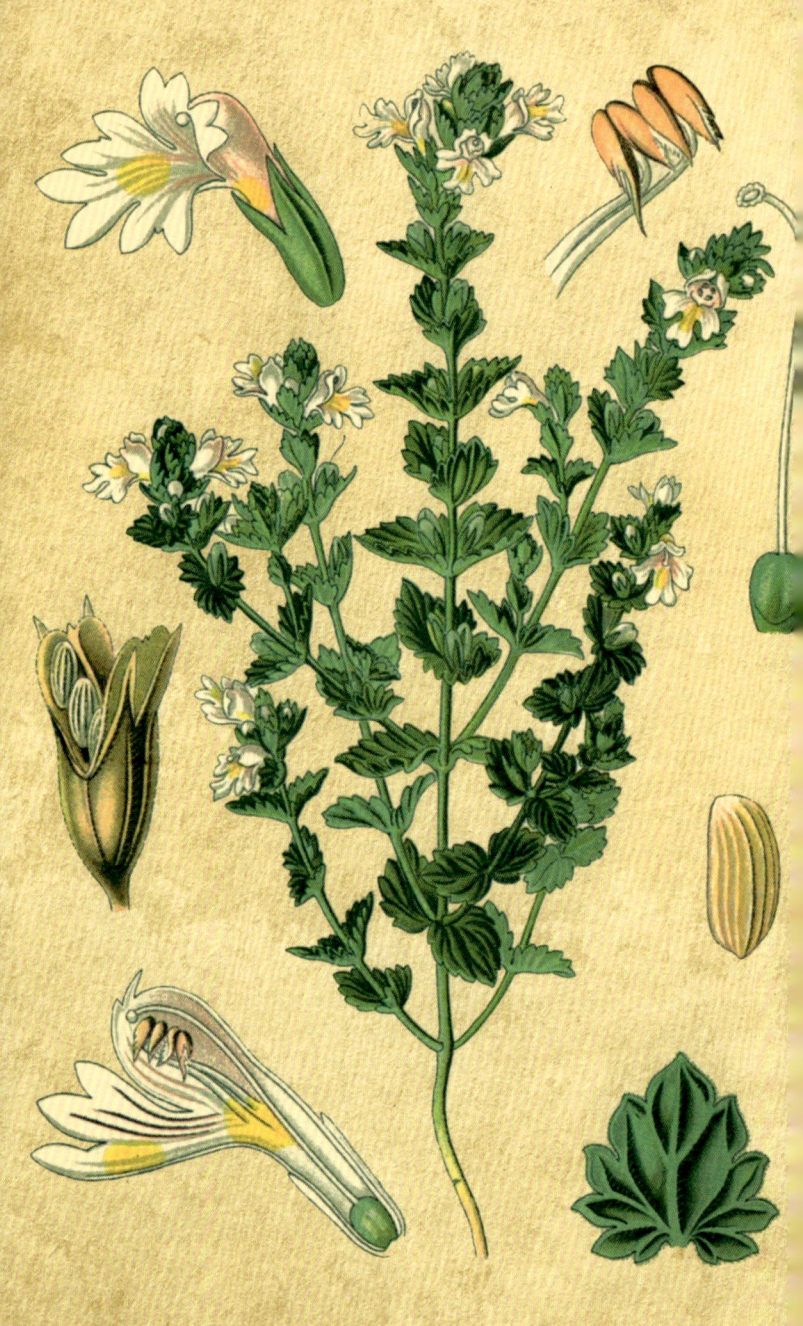

Augentrost
Euphrasia officinalis

Der Augentrost ist eine kleine, bis 30 cm hohe Pflanze, die oft auf Wiesen zu finden ist. Er verfügt über spezielle Wurzeln, die den Wurzeln benachbarter Pflanzen, z.b. Gras, Nährstoffe entziehen können, daher gehört er zu den Halbschmarotzern. Seine Blüten sind weiß mit gelbem Punkt und dunklen Streifen, die ein wenig an Wimpern erinnern. Es ist unklar, ob er seinen Namen deshalb erhielt oder wegen seiner antibakteriellen, entzündungshemmenden Wirkung (auch am Auge) verdankt. Aus hygienischen Gründen sollte man allerdings von einer Verwendung am Auge absehen. Stattdessen lässt sich aus dem Kraut der Pflanze ein Tee mit beruhigender, entzündungshemmender Wirkung zubereiten. Wer ihn dennoch direkt am Auge verwenden möchte, sollte sicherheitshalber auf sterilisierte Tropfen mit Augentrost-Wirkstoff aus der Apotheke zurückgreifen.

Eine innere Anwendung in Form eines Tee-Aufgusses wirkt gegen Entzündungen und unterstützt die Schleimhaut. So setzt man ihn gegen Husten und Halsentzündungen ein. Die heilende Wirkung bei Entzündungen des Auges ist allerdings in dieser Form nicht wissenschaftlich belegt.

INHALTSSTOFFE: Flavonoide, Gerbstoffe, Glykoside, ätherisches Öl

VERWENDBARE PFLANZENTEILE: die oberirdische Pflanze

ANWENDUNGSFORM: Tee

ANWENDUNGSGEBIETE: Entzündungen und Reizung der Atemwege

Rezepte

Augentrost
Euphrasia officinalis

TEE BEI BINDEHAUTENTZÜNDUNGEN, HEUSCHNUPFEN, GERSTENKÖRNER, ERMÜDUNGSERSCHEINUNGEN DER AUGEN:
1–2 Teelöffel getrocknetes Kraut auf 250 ml kaltes Wasser geben, zum Sieden bringen lassen, 2 Minuten ziehen lassen, abseihen; 3–4 Tassen pro Tag trinken.

BADEWASSERZUSATZ BEI EMPFINDLICHER HAUT, DIE SICH VOR ALLEM DURCH WITTERUNGSEINFLÜSSE LEICHT RÖTET:
Eine Handvoll getrocknetes Kraut, eine Handvoll Ackerstiefmütterchen (Viola arvensis) in ein Säckchen geben, zubinden und direkt das heiße Badewasser darüberlaufen lassen, ein 15-minütiges Vollbad nehmen. Öfter wiederholen!

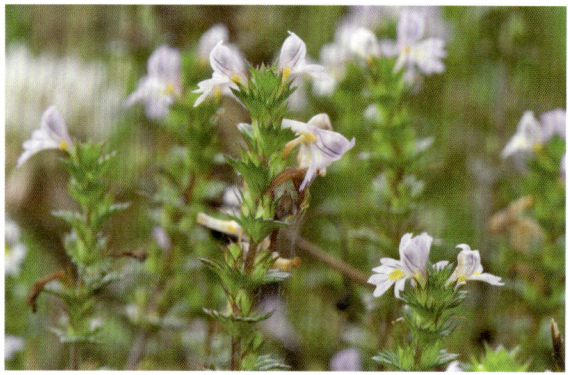

Die Wirksamkeit des Augentrosts ist – wie bei vielen Heilpflanzen – bis heute nicht vollständig erforscht.

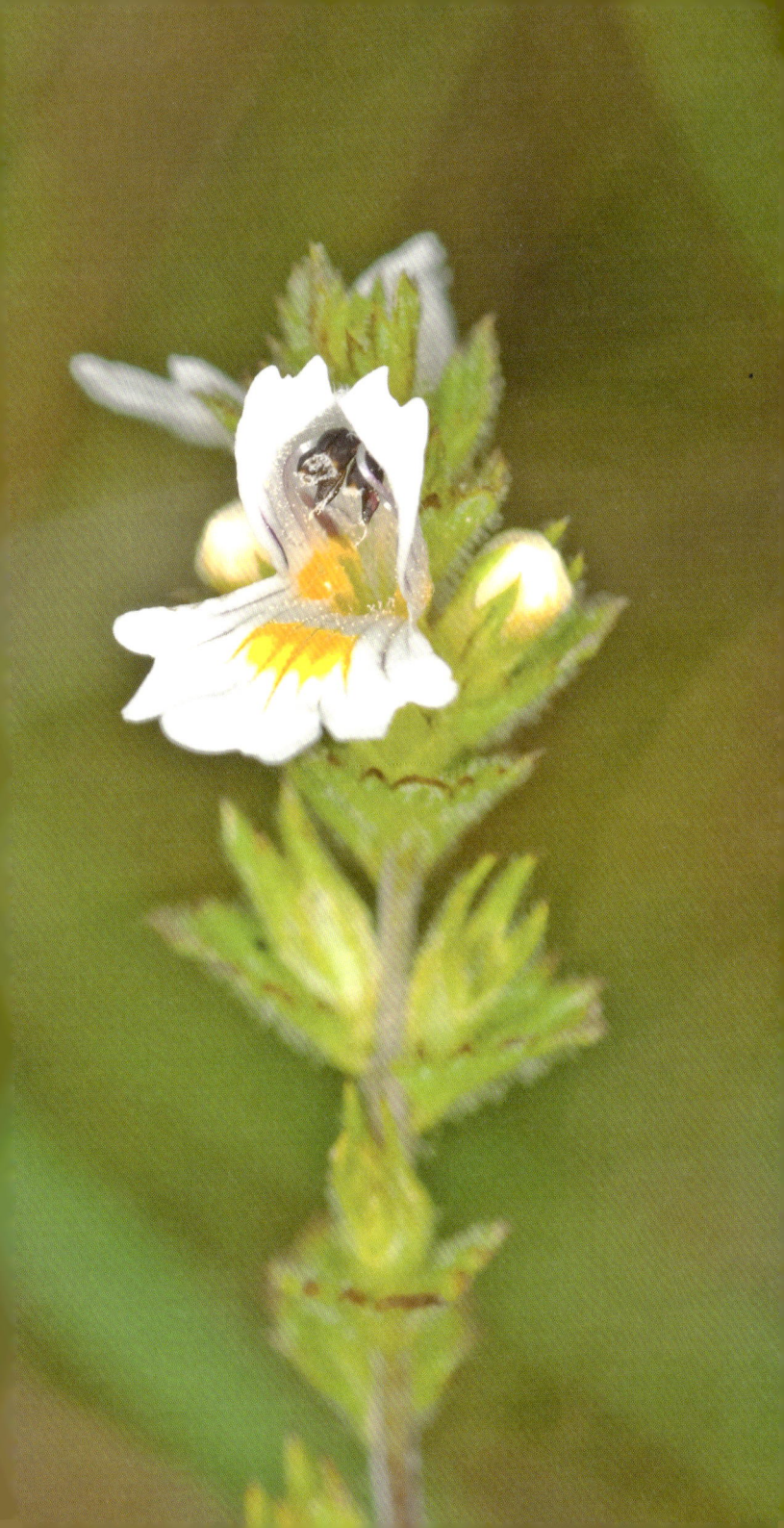

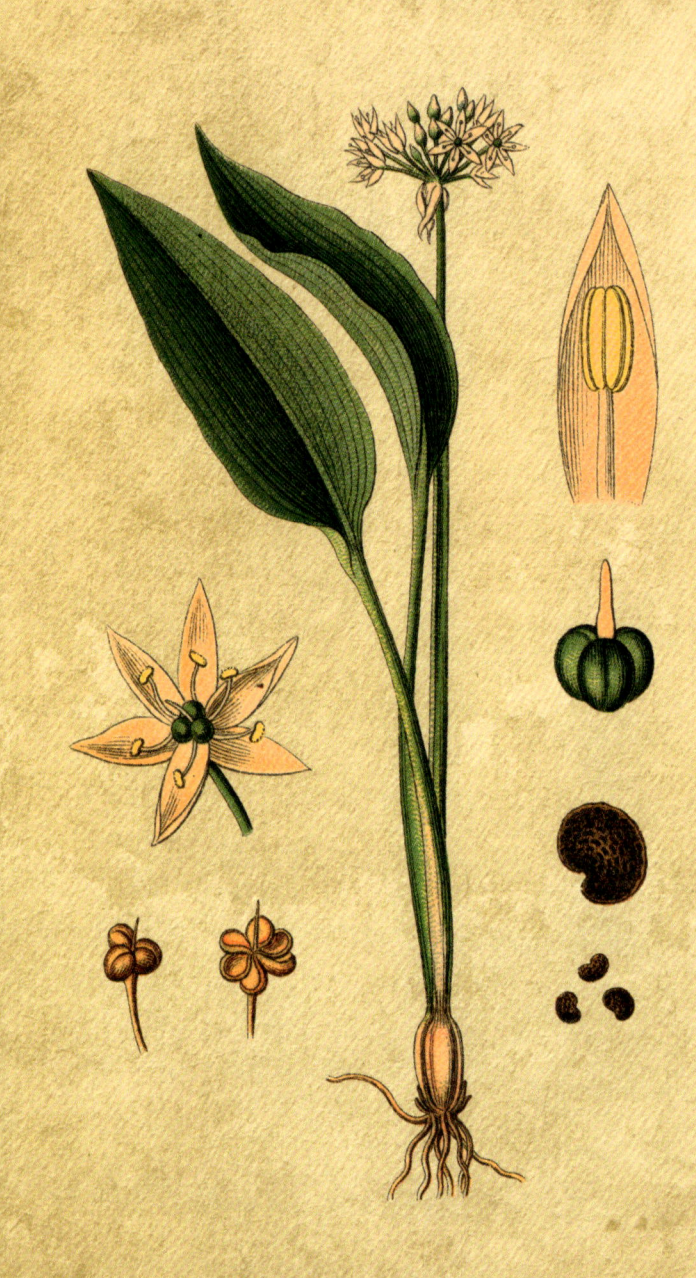

Bärlauch

Allium ursinum

Der Bärlauch ist auch als Wilder Knoblauch bekannt und gehört zu den Lauchgewächsen, er ist auch mit Schnittlauch, Küchenzwiebeln und dem als Gemüse bekannten Lauch verwandt. Er wächst oft in ganzen Bärlauchwiesen in feuchten Wäldern. Er wird etwa 20 bis 40 cm hoch und bildet einen fast kugelförmigen Blütenstand. Die Pflanze riecht intensiv und knoblauchähnlich. Wenn sie nicht gerade blüht, ist sie leicht mit sehr giftigen Pflanzen wie Maiglöckchen, Weißwurz, Aronstab oder Herbstzeitlosen zu verwechseln. Zumal diese Giftpflanzen oft auch noch an denselben Standorten erscheinen. Deshalb ist es beim Sammeln extrem wichtig, auf den markanten Geruch zu achten. Wenn man die Blätter zwischen den Fingern verreibt, macht er sich bemerkbar. Bärlauch zählt zu den ältesten Heilpflanzen, vermutlich haben ihn schon die Germanen geschätzt. Hildegard von Bingen empfahl, ihn gekocht zu essen. Karl der Große ließ ihn in seinen Gärten kultivieren. Die Inhaltsstoffe und Wirkung sind ähnlich wie beim Knoblauch.

Bärlauch wirkt schleimlösend, harntreibend, antibakteriell, verdauungsfördernd, regt die Produktion von Gallensäften an, verdünnt das Blut, bremst altersbedingte Gefäßveränderungen, senkt den Cholesterinspiegel und ist leicht blutdrucksenkend. Damit eignet er sich hervorragend als Mittel gegen gleich mehrere Zivilisationskrankheiten wie Hypertonie und Gefäßverkalkung.

In der Küche ist Bärlauch eine geschmacksintensive Zutat zum Salat oder zum Pesto.

INHALTSSTOFFE: Allicin, Flavonoide, ätherisches Öl, Mangan, Eisen, Adenosin

VERWENDBARE PFLANZENTEILE: Zwiebel, Blätter

ANWENDUNGSFORM: Tinktur

ANWENDUNGSGEBIETE: Frühjahrsmüdigkeit, Bluthochdruck, hoher Cholesterinspiegel

Rezepte

Bärlauch
Allium ursinum

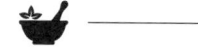

BÄRLAUCHWEIN ZUR LINDERUNG DER ALTERSBESCHWER-DEN WIE SCHWÄCHE DER GLIEDER UND AUCH BEI MAGEN-PROBLEMEN:

250 ml Weißwein werden mit einer Handvoll frischer Bärlauch-blätter aufgekocht, die Mischung abseihen. In einem anderen Topf 250 ml Wasser mit 250 g Zucker aufkochen lassen, sobald sich der Zucker nach dem Aufkochen aufgelöst hat, kann der Bärlauch-weißwein dazugegeben werden. Pro Tag reicht ein Likörglas voll.

BÄRLAUCHESSENZ AUS DEN FRISCHEN BLÄTTERN ZUR UNTERSTÜTZUNG DER GESUNDEN ARTERIEN UND BEI EISENMANGEL, SOWIE ALS FRÜHJAHRSKUR:

2 Handvoll frische Bärlauchblätter werden grob kleingeschnitten und mit einer Mischung aus 1 l Wodka und 500 ml Wasser über-gossen. Die Mischung 3 Wochen im Zimmer ziehen lassen und danach abseihen. Pro Tag 1–3 Teelöffel davon trinken.

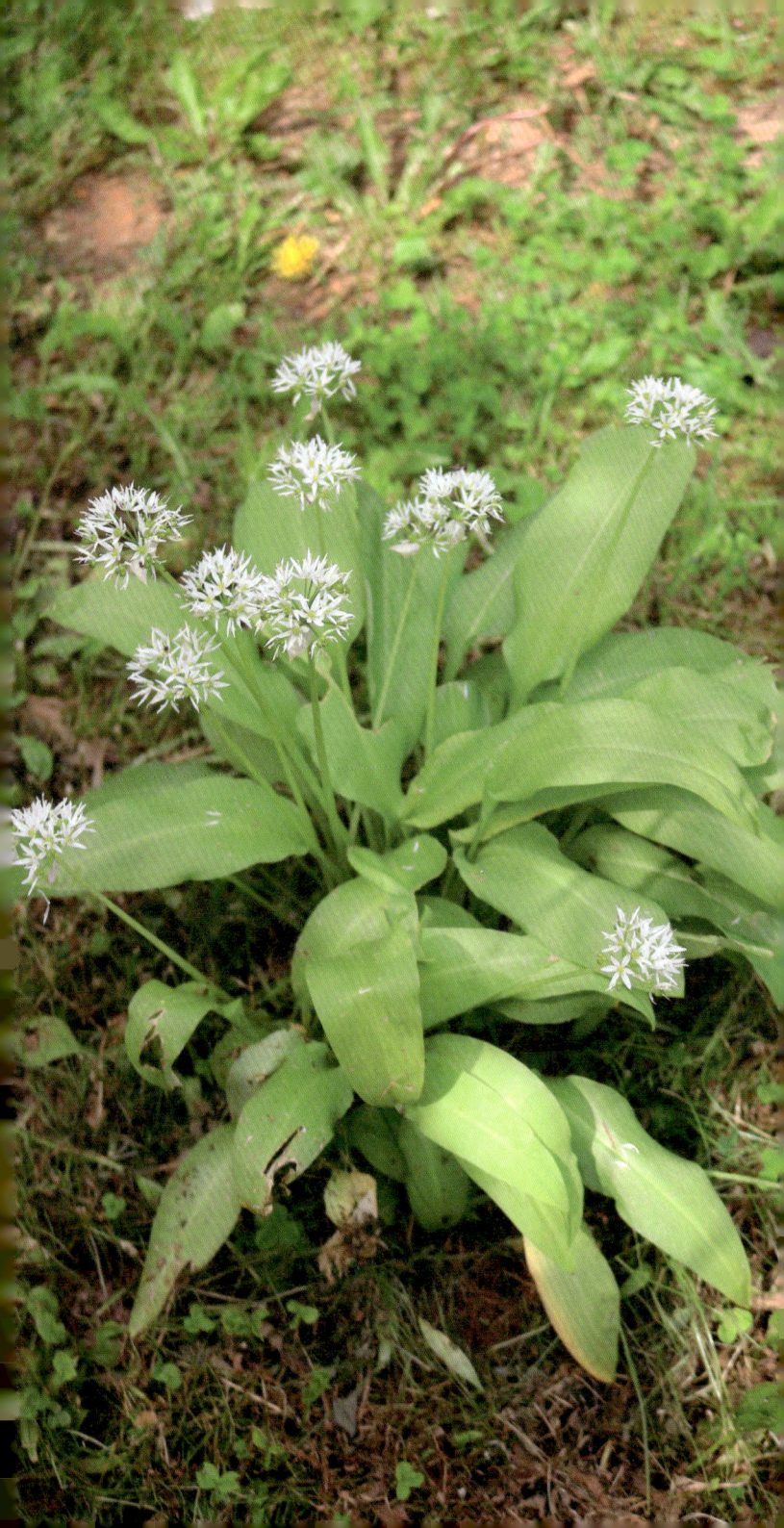

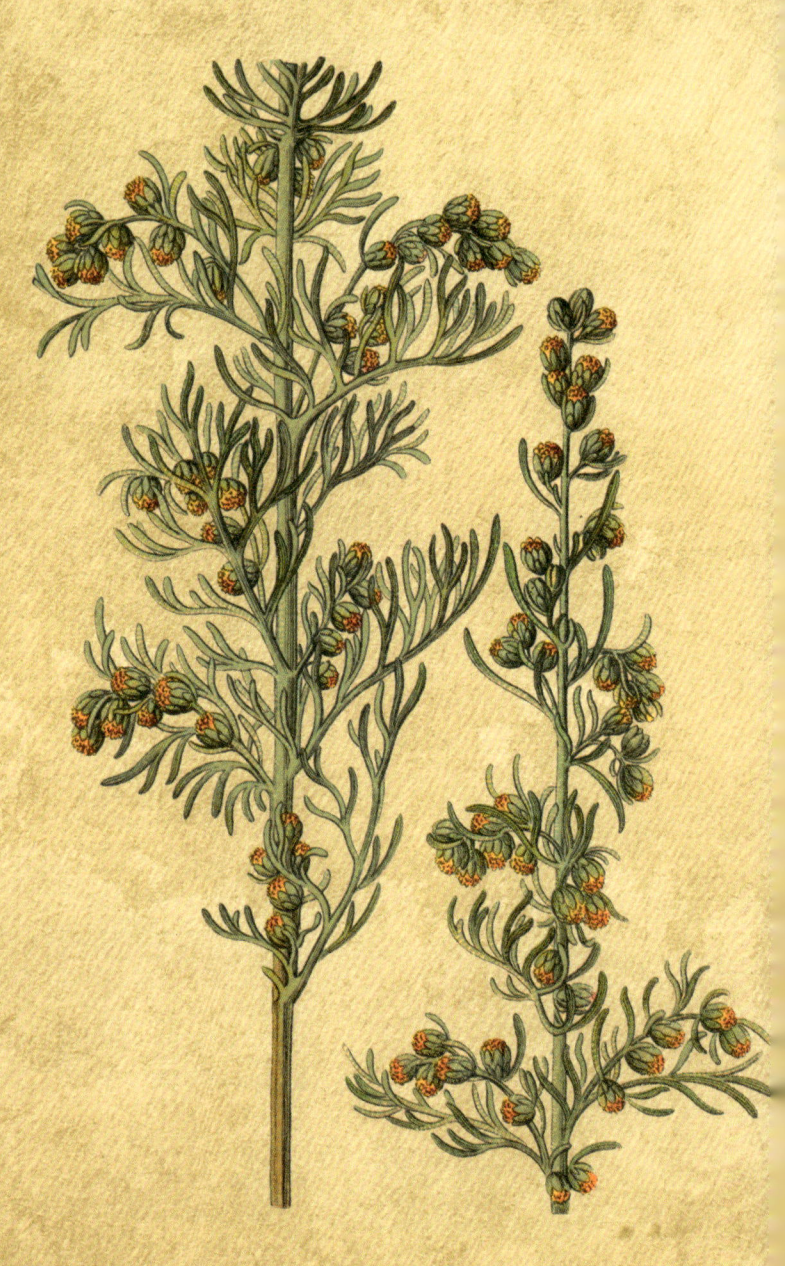

Beifuß
Artemisia vulgaris

Beifuß findet man vornehmlich an nährstoffreichen Standorten.
Er ist gut an den zerschlitzten Blättern zu erkennen, die denen von
Chrysanthemen ähnlich sehen. Und er ist unbehaart. Die Blätter
sind auf der Oberseite dunkel und auf der Unterseite silbrig (beim
ähnlichen Strandbeifuß Artemisia maritima oder dem Wermut Artemisia absinthium sind beide Blattseiten silbrig). Auffällig ist auch der
angenehme Geruch, die ätherischen Öle werden beim Zerreiben oder
Erhitzen freigesetzt.

Ein Strauß Beifuß hilft dank seiner Bitterstoffe, fette Speisen besser
zu verdauen. Diese Stoffe sind Signalgeber für eine bessere Verdauung. Die typischen bitteren Verdauungsschnäpse kommen ohne
Beifuß nicht aus. Um aber die Wirkung der Bitterstoffe besser nutzen
zu können, sollte man einen Kräuterschnaps besser vor dem Essen
trinken.

Die beste Qualität hat der Beifuß, wenn er noch vor dem Aufblühen
gepflückt wird. Zum Trocknen zieht man Blüten und Blätter von
den Stängeln ab und lässt sie an einem warmen Ort trocknen. In
einem verschließbaren Glas aufgehoben, bleibt die Qualität bis zum
nächsten Jahr erhalten. Auch wenn man es ihm nicht ansieht, besitzt
der Beifuß einen hohen Anteil an Farbstoffen, die eine antioxidative
Wirkung haben, und die anders als beispielsweise Vitamin C, beim
Erhitzen nicht verloren gehen.

INHALTSSTOFFE: ätherische Öle, Bitterstoffe, Farbstoffe

VERWENDBARE PFLANZENTEILE: alle oberirdischen Pflanzenteile,
Blätter und Blüten

ANWENDUNGSFORM: Tee, Blätter bei fetten Speisen, Magenbitter,
Zugabe zu Salaten, Soßen und Getränken

ANWENDUNGSGEBIETE: Appetitlosigkeit, Verdauungsbeschwerden, als
Bittertee gegen kalte Füße

Rezepte

Beifuß
Artemisia vulgaris

**TEE BEI MAGENSTÖRUNGEN, GALLE- UND LEBERLEIDEN
SOWIE BEI MENSTRUATIONSKRÄMPFEN:**
1 Teelöffel Beifußkraut, 1 Teelöffel Löwenzahnkraut, ½ Teelöffel
Kalmuswurzel getrocknet (Apotheke) mit 300 ml kochendem
Wasser übergießen, 3 Minuten ziehen lassen und abseihen.
Pro Tag maximal 3 Tassen trinken.

**TEE ZUR ANREGUNG DER WEHENTÄTIGKEIT UND ZUR HILFE
BEIM ABSTOSSEN DER NACHGEBURT:**
1 Teelöffel Beifußkraut mit 250 ml kochendem Wasser übergießen, 3 Minuten ziehen lassen, abseihen, höchstens 2–3 Tassen
pro Tag.

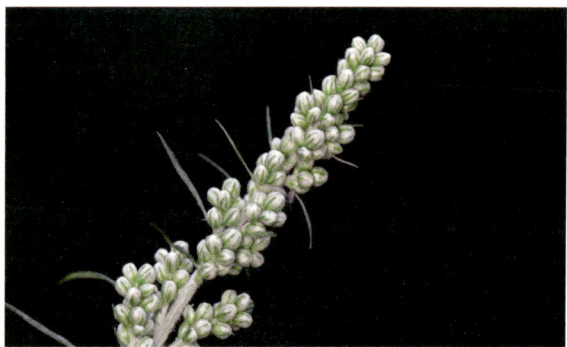

*Sowohl Heilmittel als auch Plage: Beifuß verursacht bei vielen Men-
schen Heuschnupfen.*

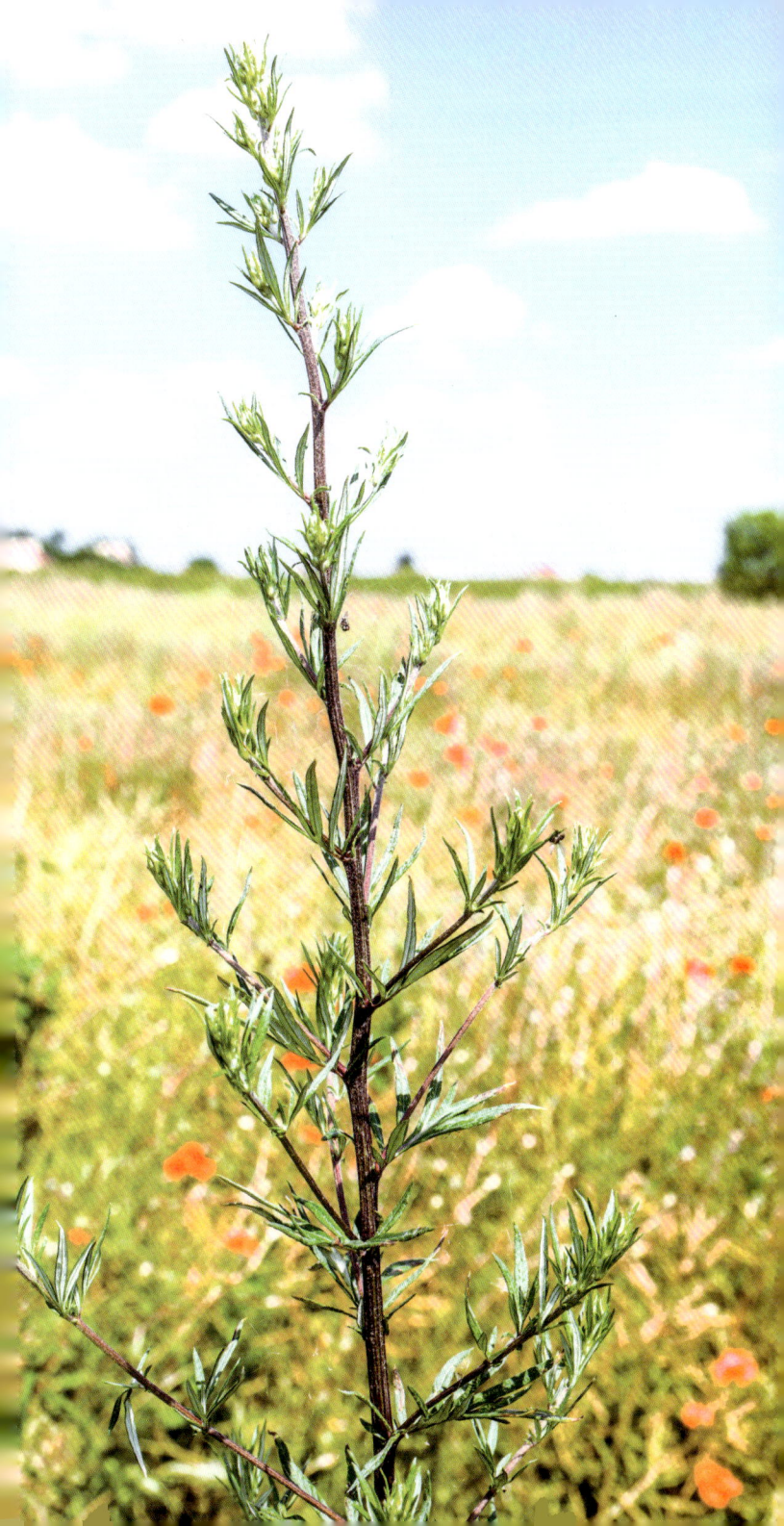

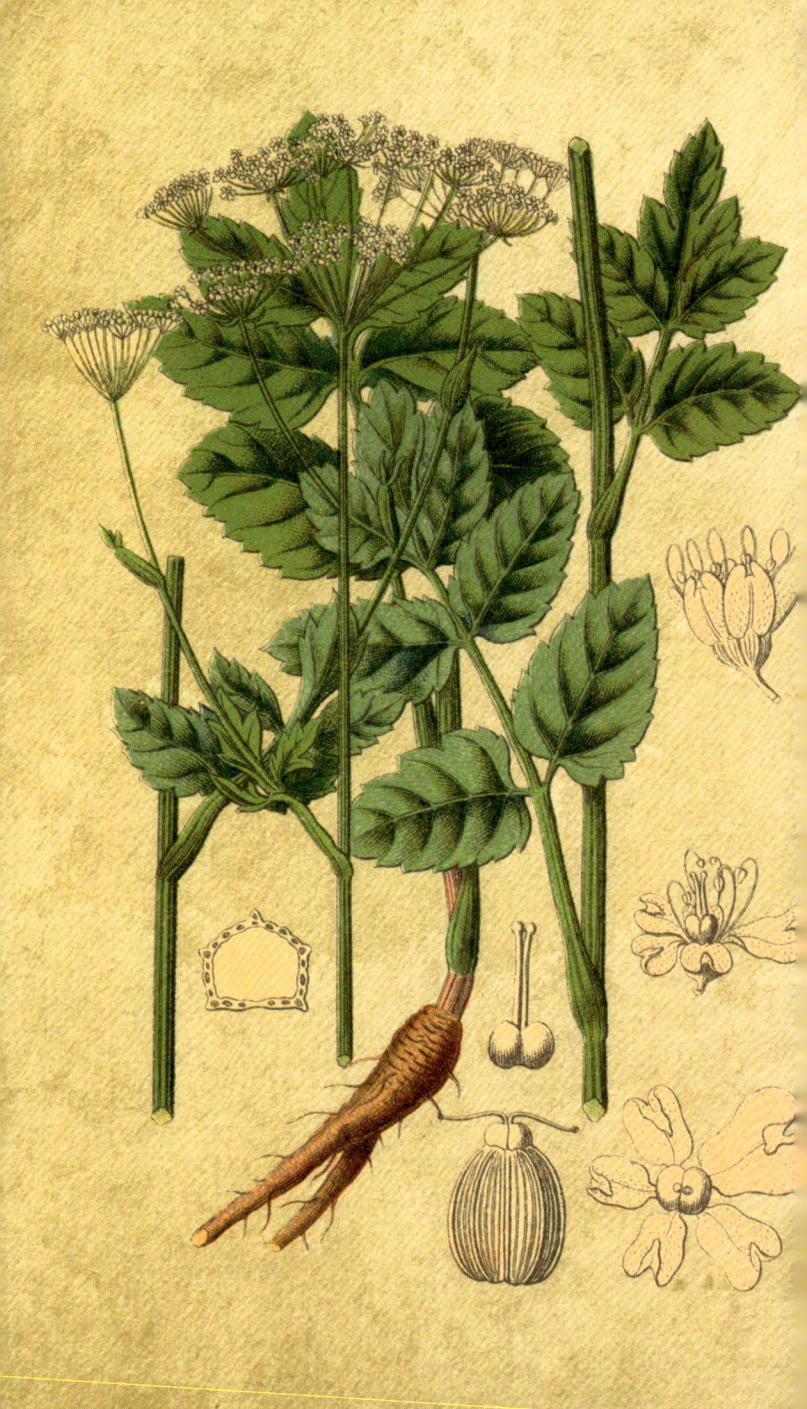

Bibernelle
Pimpinella major

Die Große Bibernelle gehört zur Familie der Doldenblütler und ist verwandt mit dem Anis, der zur gleichen Gattung zählt. Sie ist mehrjährig und erreicht Wuchshöhen von bis zu 1 m. Im Hochsommer bildet sie weiße bis rosafarbene Blütendolden. Sie wächst auf nährstoffreichen Böden und kommt oft auf Waldlichtungen und Wiesen vor.

Sie ist eine alte Heilpflanze, die in der frühen Neuzeit – vergeblich – gegen die Pest eingesetzt wurde. In der Naturheilkunde verwendet man neben der Wurzel auch Kraut und Blüten, allerdings konnte bislang nur die Wirksamkeit der Wurzeln wissenschaftlich bestätigt werden. Die Wurzel riecht streng nach Bock, weshalb ihr früher auch eine aphrodisierende Wirkung zugesprochen wurde.

Die Wurzel der Bibernelle wirkt schleimlösend, hustenlösend, entzündungshemmend, blutreinigend und schweißtreibend. Damit ist die Bibernelle eine klassische Medizinpflanze zur Behandlung von Atemwegserkrankungen, wie z.B. Bronchitis, bei denen das Abhusten gefördert werden soll. Sie eignet sich gut für Gurgellösungen bei Halsentzündungen.

Die harntreibende Wirkung ist nicht hinreichend wissenschaftlich belegt. Die Bibernelle gilt auch als verdauungsfördernd.

Aufgrund der Namensähnlichkeit mit Pimpinelle wird die Pflanze oft mit dem in der Volksmedizin ebenfalls genutzten Kleinen Wiesenknopf (Sanguisorba minor) verwechselt, der ihr allerdings optisch nicht ähnlich ist.

INHALTSSTOFFE: Cumarine, Gerbstoffe, Saponine, ätherisches Öl

VERWENDBARE PFLANZENTEILE: Kraut, Blüten, Wurzel

ANWENDUNGSFORM: Tee, Tinktur

ANWENDUNGSGEBIETE: Atemwegsinfekte

Rezepte

Bibernelle
Pimpinella major

TEE AUS DER WURZEL BEI ERKÄLTUNGSERKRANKUNGEN, HUSTEN UND ASTHMAANFÄLLEN:

2 Teelöffel getrocknete Wurzel werden mit 250 ml kaltem Wasser übergossen, die Mischung kurz aufkochen, abseihen und mit Honig süßen. Vor allem vor dem Schlafengehen eine Tasse trinken. 2 Tassen pro Tag sind ausreichend.

BIBERNELLETROPFEN ALS VORBEUGUNG GEGEN ERKÄLTUNGEN, BEI MAGENSCHMERZEN UND ZUR KRAMPFLÖSENDEN UNTERSTÜTZUNG BEI MENSTRUATIONSPROBLEMEN:

100 g zerkleinerte Wurzeln werden mit 500 ml Wodka versetzt. 14 Tage stehen lassen, abseihen und bei Bedarf pro Tag bis zu 20 Tropfen auf Honig oder Zucker einnehmen.

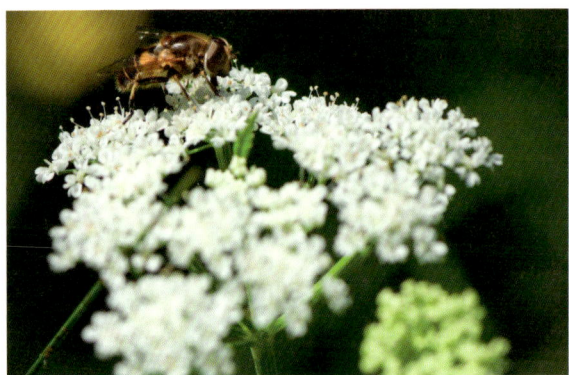

Die Bibernelle ist eine Verwandte der Gewürzpflanze Anis.

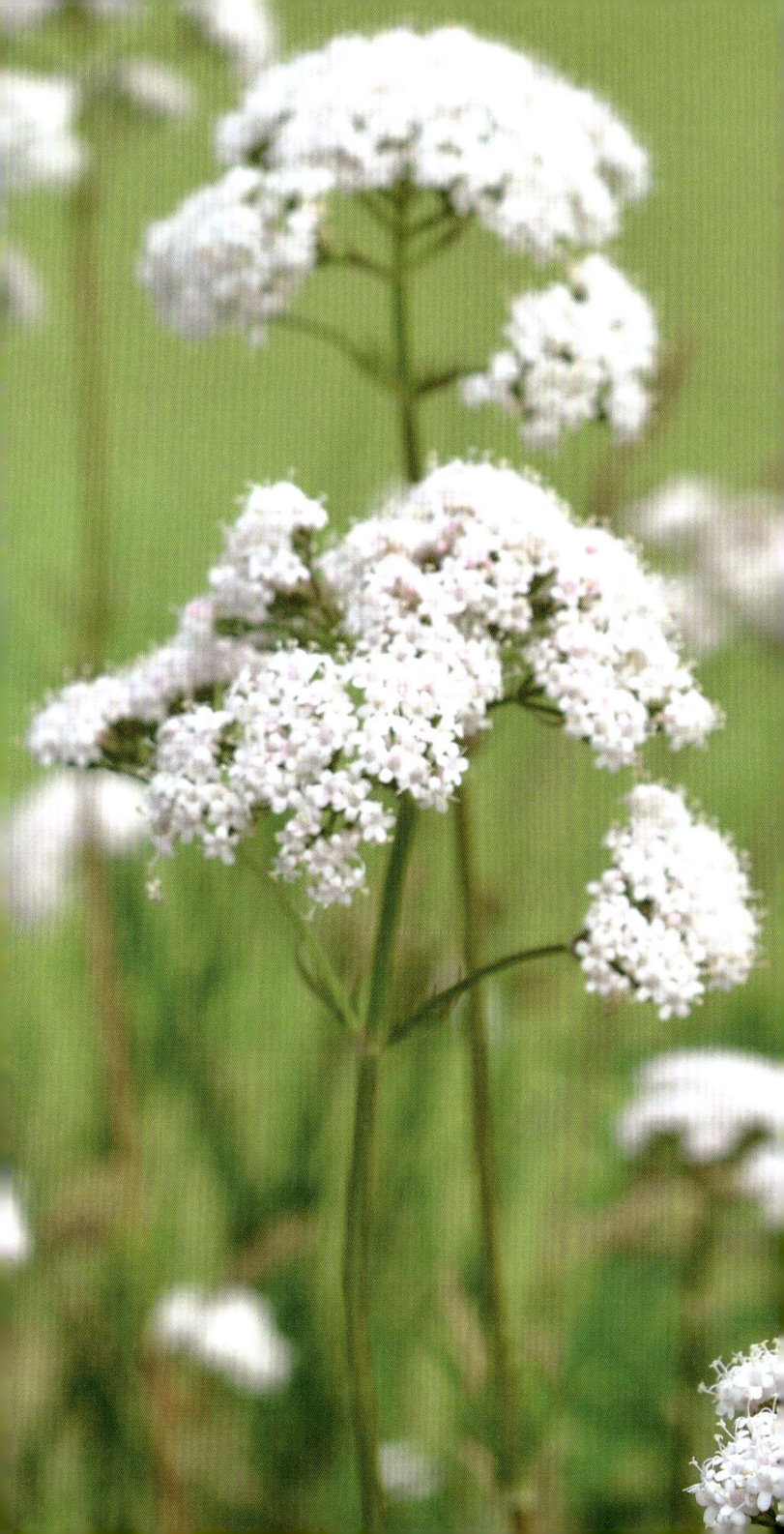

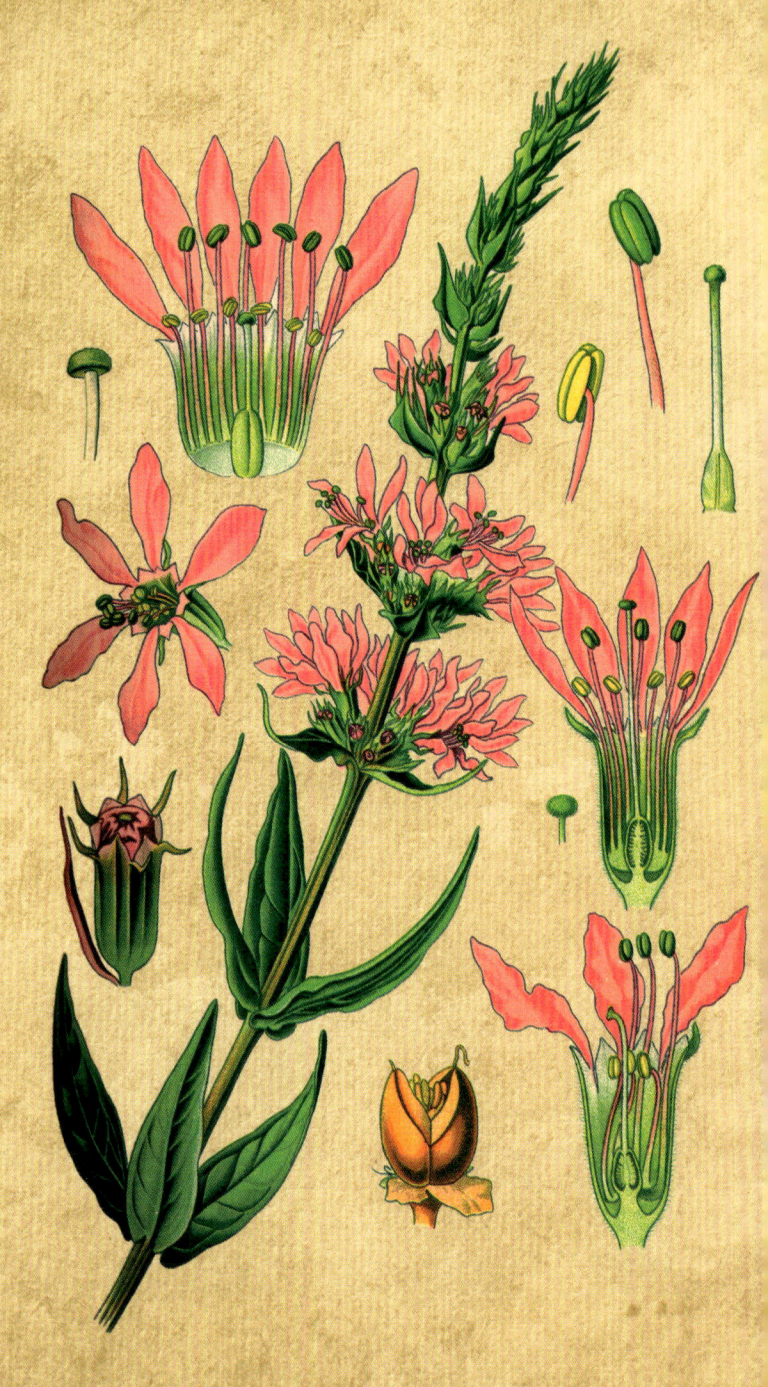

Blutweiderich

Lythrum salicaria

Mit einer Wuchshöhe von bis zu 2 m gehört der Gewöhnliche Blutweiderich zu den größten Heilpflanzen. Seine schönen rötlichen bis lilafarbenen Blütenkerzen findet man häufig an feuchten Standorten wie See- oder Flussufern und Sümpfen. Mittlerweile schätzt man ihn auch als Zierpflanze, Gartenbesitzer sollten allerdings bedenken, dass sich die mehrjährige Staude stark ausbreitet und vermehrt. Für Schmetterlinge und Bienen ist der Blutweiderich eine sehr gute Futterpflanze, er gilt als »Bienenweide«.

Dank seines hohen Gehalts an Gerbstoffen ist er schon seit der Antike als Heilpflanze bekannt. Der Name rührt von einem seiner Anwendungsgebiete her, dem Stillen von Blutungen. Daneben kommt er vor allem bei Durchfall zum Einsatz. Er wirkt adstringierend und antibakteriell. Man kann ihn auch als Tonikum verwenden.

INHALTSSTOFFE: Gerbstoffe, Flavonoide, Glykosid, ätherische Öle

VERWENDBARE PFLANZENTEILE: Blütenkerzen und das zur Blütezeit geerntete Kraut, Wurzelstock

ANWENDUNGSFORM: Tee aus den getrockneten Blütenkerzen, Tee aus der Wurzel

ANWENDUNGSGEBIETE: Entzündungen des Magen-Darm-Traktes, Durchfall, Wundheilung, Ekzeme, starke Menstruationsblutungen, Halsentzündungen

Rezepte

Blutweiderich
Lythrum salicaria

TEE FÜR DIE ÄUSSERLICHE ANWENDUNG BEI HAUTJUCKEN, EKZEMEN, SCHEIDENENTZÜNDUNGEN, VERLETZUNGEN, ALS MUNDWASSER:

1 Teelöffel getrocknetes Kraut wird mit 250 ml kochendem Wasser übergossen und 5 Minuten ziehen gelassen. Anschließend abseihen. Wundauflagen damit tränken und auf die Haut auflegen, mehrmals am Tag frisch machen. Als Mundwasser kurz abkühlen lassen, dann gurgeln und ausspucken.

TINKTUR ZUR REINIGUNG VON MAGEN UND DARM UND ALS STÄRKUNGSMITTEL:

50 g getrocknetes und klein geschnittenes Kraut wird mit 250 ml Wodka übergossen, sodass alle Pflanzenteile mit Alkohol bedeckt sind. Die Mischung wird 10 Tage stehen gelassen und anschließend gründlich gefiltert. Den Pflanzenrückstand gut auspressen. 1 Schnapsglas pro Tag trinken.

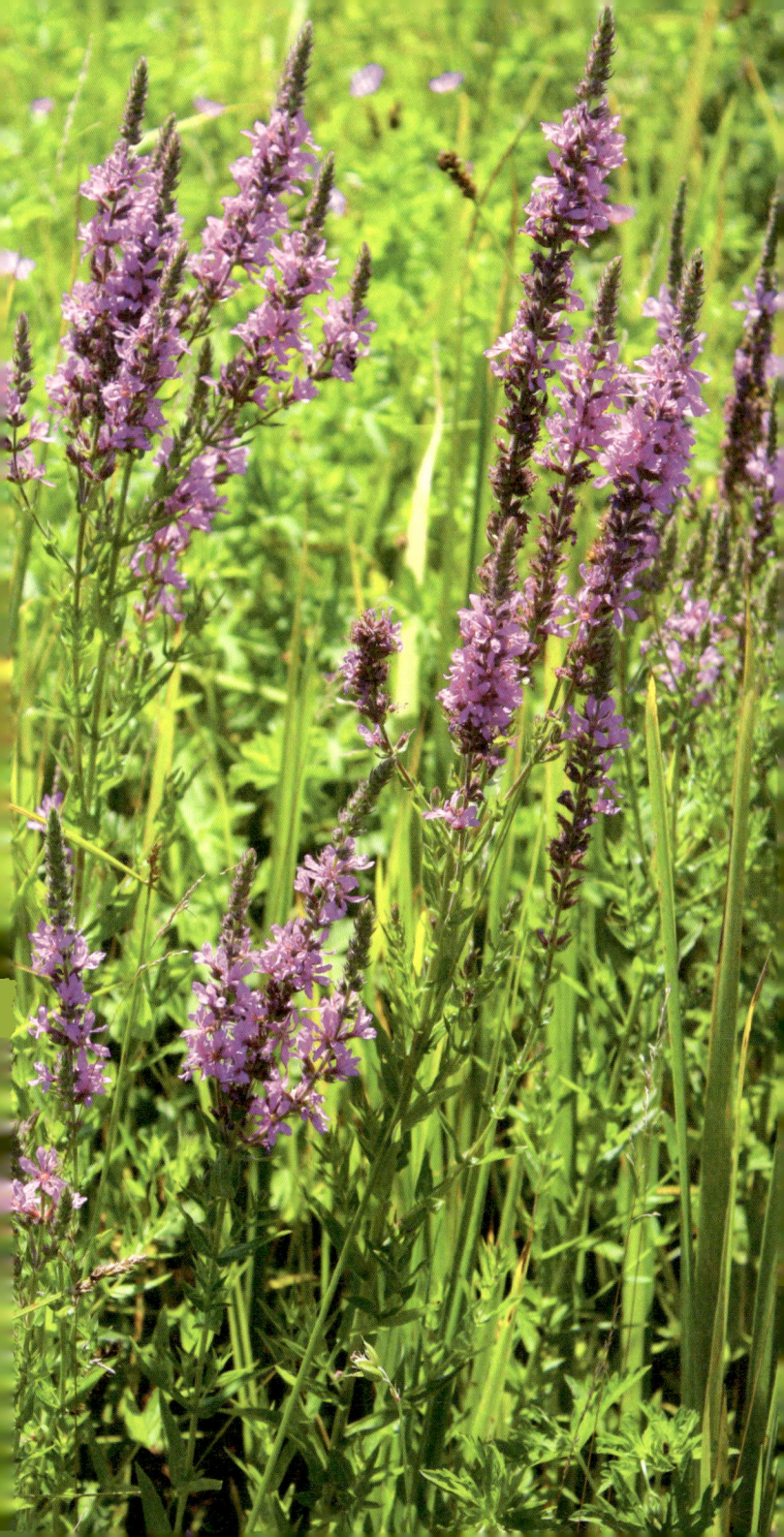

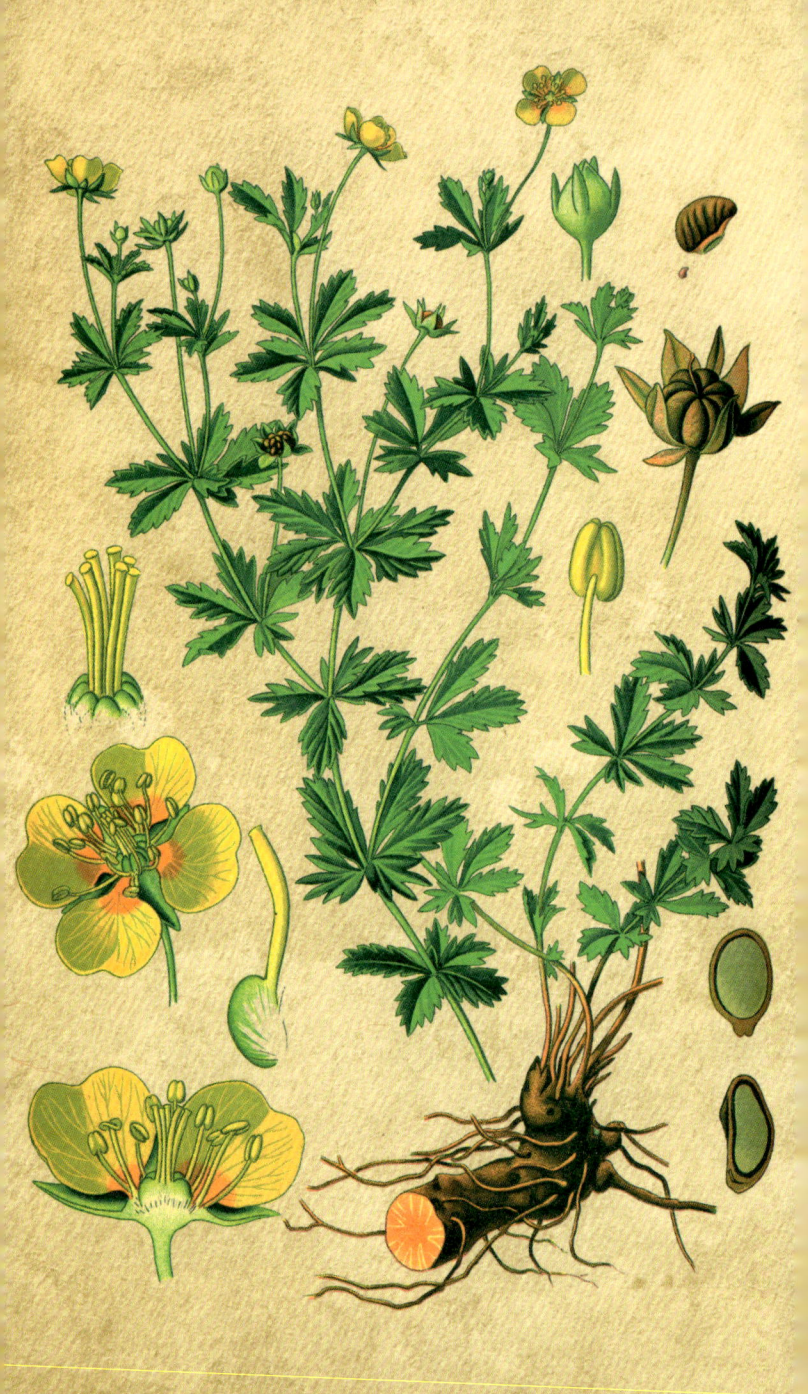

Blutwurz

Potentilla erecta

Weder Blut noch Wurzel: Der Name der Pflanze ist irreführend, denn der rote Saft, der früher zum Färben verwendet wurde, entstammt nicht der Wurzel, sondern dem Rhizom des Blutwurz. Die krautige, gelb blühende Pflanze gedeiht vor allem auf mageren Böden auf Wiesen und in lichten Wäldern. Sie wird kaum höher als 30 cm.

In erster Linie ist die Blutwurz eine Gerbstoffdroge, die bereits in der frühen Neuzeit bekannt und geschätzt war. Traditionelles Hauptanwendungsgebiet sind nicht-chronische Durchfälle und Gastroenteritis, bei Geschwüren sollte man von einer Anwendung absehen. Die im Rhizom enthaltenen Gerbstoffe führen zu einer Verdichtung der Schleimhäute, was sie vor dem Eindringen von Schadstoffen und Bakterien schützt. Der Flüssigkeitsverlust über den Darm wird ebenfalls gebremst. Deshalb kann ein Blutwurz-Tee, etwa bei einer Magen-Darm-Grippe, Linderung verschaffen. Der hohe Gerbstoffanteil kann gereizte Mägen allerdings auch überreizen. Negativ anzumerken ist, dass Blutwurz die Aufnahme von Eisen hemmt.

Aufgrund seiner adstringierenden und entzündungshemmenden Wirkung eignet sie sich auch zur Behandlung von Entzündungen der Mund- und Rachenschleimhaut. In Bayern stellt man aus Blutwurz auch Likör her.

INHALTSSTOFFE: Gerbstoffe, Flavonoide, Glykoside, Saponine, ätherisches Öl

VERWENDBARE PFLANZENTEILE: Rhizom

ANWENDUNGSFORM: Spülung, Tee, Tinktur

ANWENDUNGSGEBIETE: nicht-krankhafter Durchfall, Magen-Darm-Grippe, Entzündungen der Mund- und Rachenschleimhaut

Rezepte

Blutwurz
Potentilla erecta

BLUTWURZWEIN ZUR ALLGEMEINEN STÄRKUNG UND ZUR DARMGESUNDERHALTUNG:

2 Handvoll frisch gewaschene und zerkleinerte Wurzeln mit 1 l Rotwein übergießen und 3 Wochen ziehen lassen. Immer wieder etwas aufschütteln, dabei darauf achten, dass die Wurzeln immer mit Alkohol bedeckt sind. Danach abseihen und bei Bedarf mit etwas Honig süßen. 1 Schnapsglas pro Tag trinken.

GURGELMITTEL FÜR ZAHNFLEISCHGESUNDHEIT:

Zu gleichen Teilen Blutwurzwurzeln und Salbeiblätter mit kochendem Wasser übergießen, 5 Minuten ziehen lassen, abseihen und etwas abkühlen lassen. Gurgeln und wieder ausspucken.

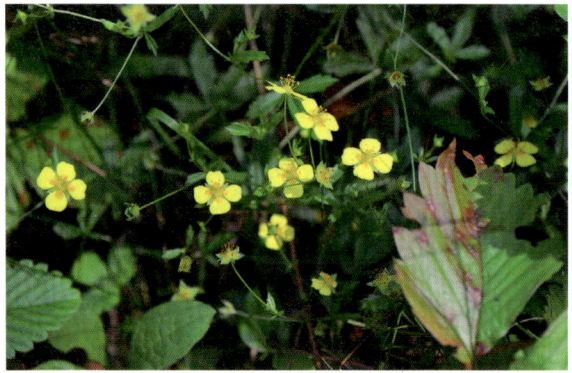

Für medizinische Zwecke erntet man das Rhizom im Frühjahr.

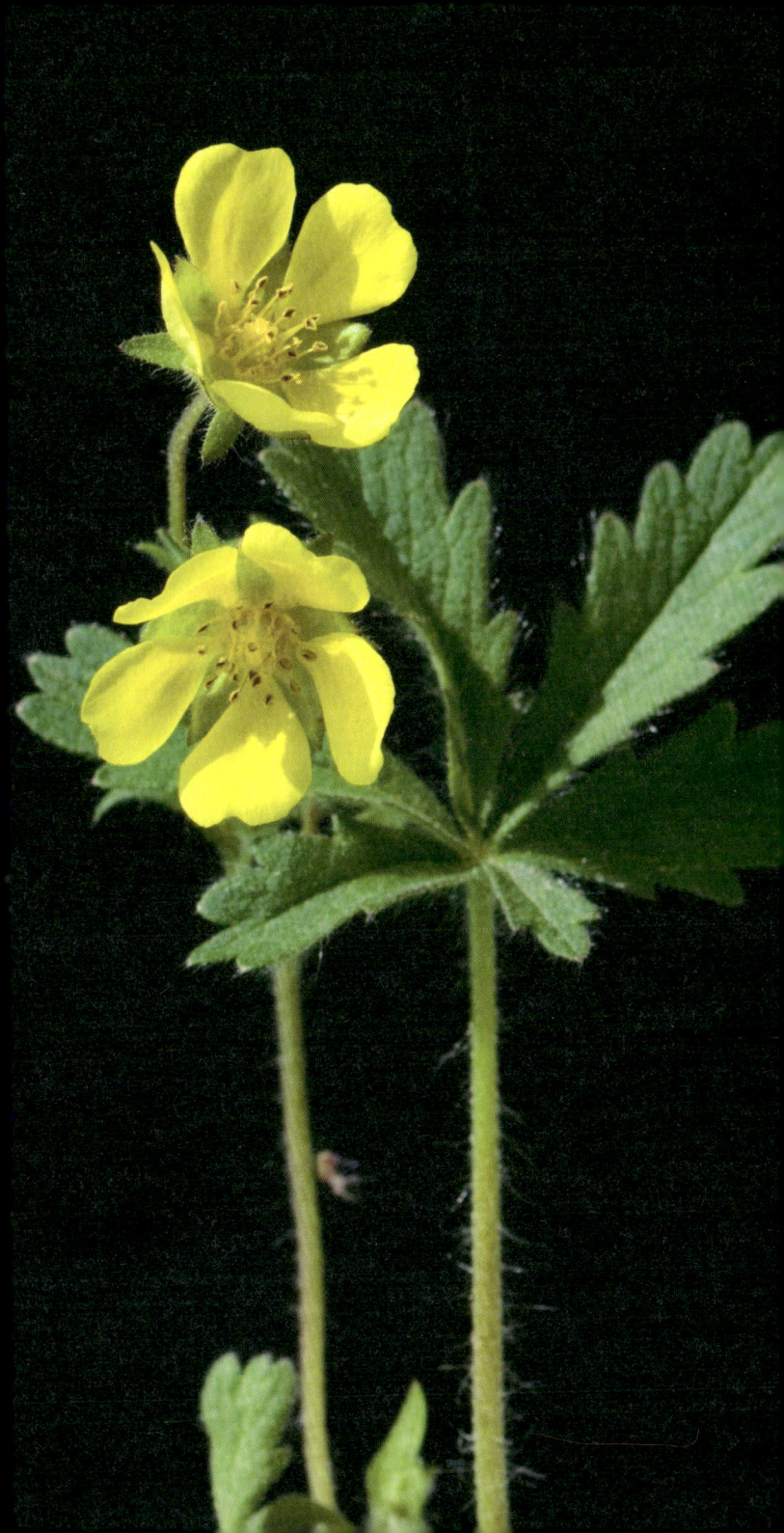

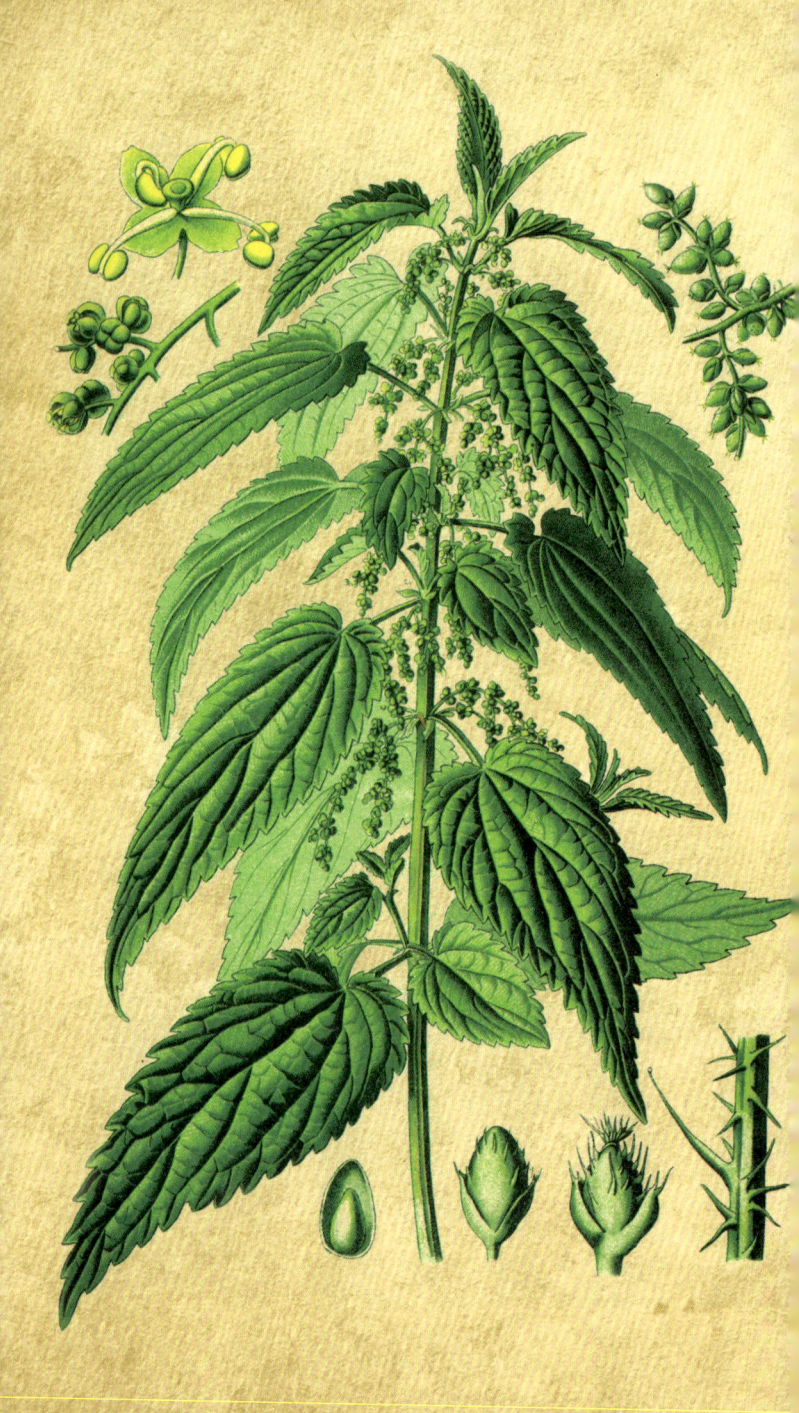

Brennnessel

Urtica dioica

Die Große Brennnessel muss man wohl kaum vorstellen. Jeder kennt sie und ist wahrscheinlich schon mit ihr in Berührung gekommen. Im Garten wird sie als lästiges Unkraut betrachtet, doch eigentlich ist sie eine vielseitig verwendbare Nutzpflanze.

Sie blüht recht unscheinbar und kann Wuchshöhen von über 2 m erreichen. Meistens ist sie etwa 1 m hoch. Sie wächst sehr kräftig und dominant an stickstoffreichen Standorten. Ihr markantestes Merkmal sind die Brennhaare, die an den Stielen und Blattunterseiten sitzen. Berührt man sie, dann brechen die Haarspitzen ab und verletzen die Haut. Dabei geben sie einen histaminhaltigen Cocktail an Wirkstoffen ab (darunter Ameisensäure), der zu schmerzhaften und anschwellenden Hautreizungen führt.

Dennoch ist die Brennnessel in der Küche eine sehr nützliche Pflanze – ob als Spinatzubereitung, im Smoothie oder als Tee. Sie enthält viele wertvolle Vitamine und Mineralstoffe. Die Brennhaare werden durch Kochen, Dünsten, kräftiges Waschen oder Pürieren unschädlich gemacht. Vorher sollte man aber besser Küchenhandschuhe tragen.

Die Brennnessel wirkt harntreibend und blutreinigend, sie regt Stoffwechsel und Immunsystem an. Sie ist hilfreich bei Gicht, Rheuma, Blasen- und Nierenleiden. Brennnesseltee ist bei Entgiftungskuren nützlich. Die Brennnesselwurzel kommt zur Behandlung der Symptome einer Prostatavergrößerung zum Einsatz.

INHALTSSTOFFE: Flavonoide, Carotinoide, Mineralstoffe, Glykoside, Vitamine A und C

VERWENDBARE PFLANZENTEILE: Blätter, Kraut, Wurzel

ANWENDUNGSFORM: Tee, Tinktur, Gemüse, Wurzelextrakte

ANWENDUNGSGEBIETE: Appetitlosigkeit, Mineralstoffmangel, Prostatavergrößerung, Rheuma, Entschlackungskuren

Rezepte

Brennnessel
Urtica dioica

**TEE BEI NIEREN- UND BLASENERKRANKUNGEN,
ZUR STÄRKUNG BEIDER ORGANE:**
1 Teelöffel Brennnesselblätter, 1 Teelöffel Goldrutenkraut und
1 Teelöffel Odermennig mit 250 ml kochendem Wasser übergießen, 5 Minuten ziehen lassen, abseihen und pro Tag 3 Tassen
trinken.

HAARWASSER AUS BRENNNESSELWURZELN:
Die gewaschenen und klein geschnittenen Wurzeln werden in
Apfelessig aufgekocht. Nach einer kurzen Kochzeit werden die
Wurzeln entfernt und das Wasser nach der Haarwäsche in die
Kopfhaut einmassiert. Dies kräftigt den Haarboden und trägt
zur Gesundheit der Kopfhaut und Haare bei.

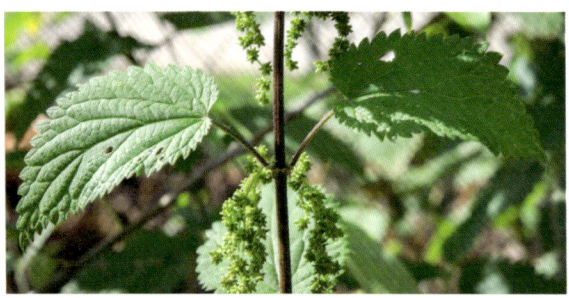

*Die Große Brennnessel wird in der Naturheilkunde, in der Kosmetik
und in der Wildkräuterküche genutzt.*

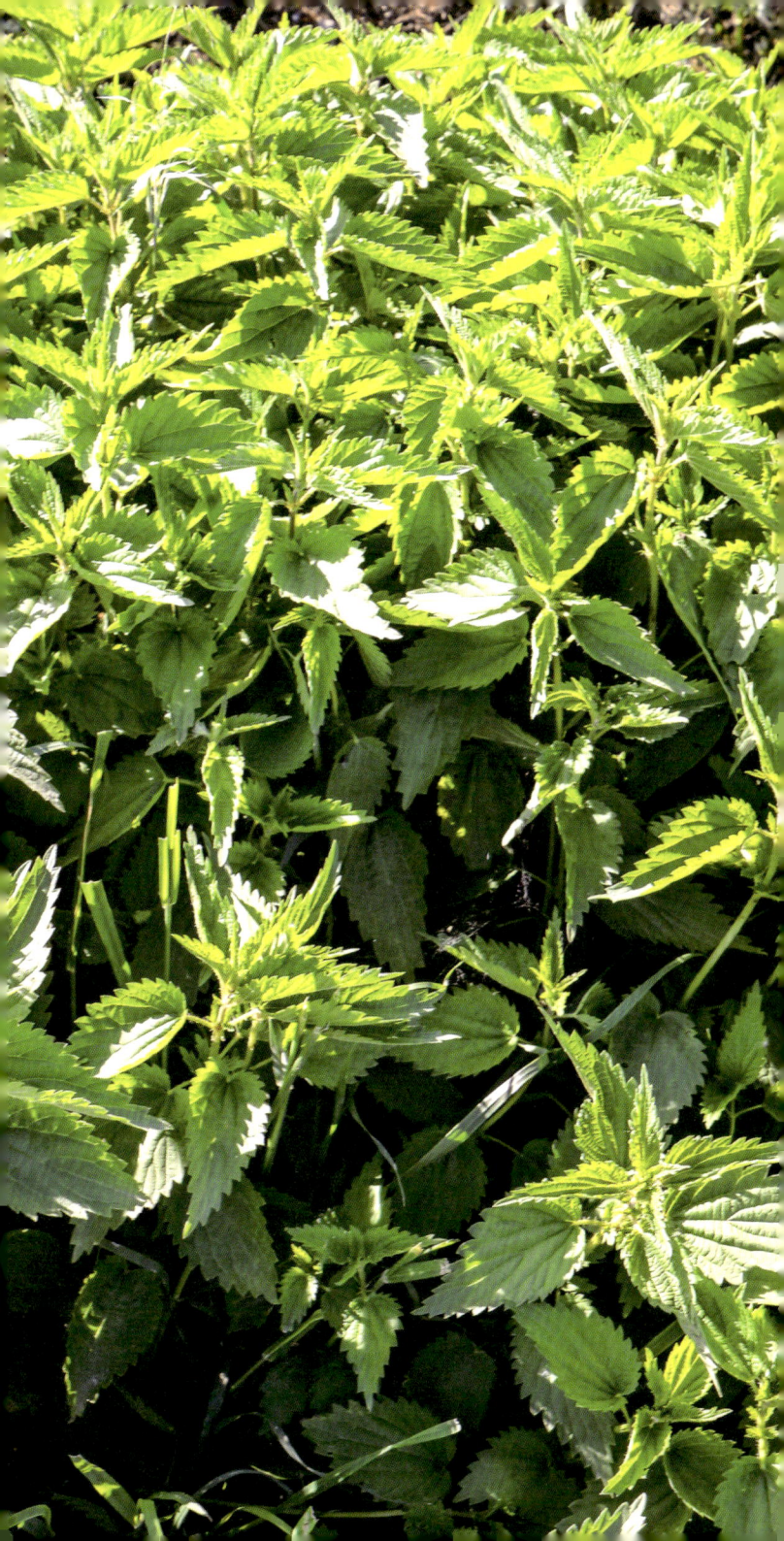

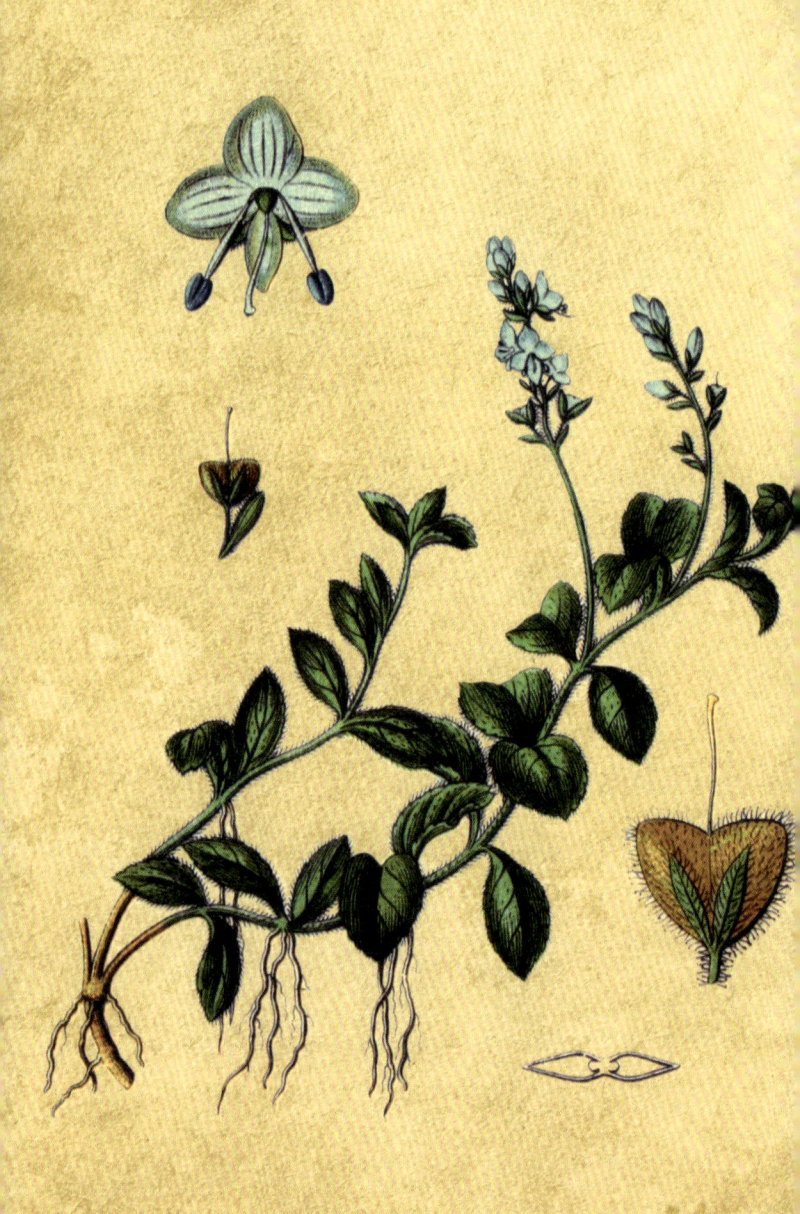

Ehrenpreis

Veronica officinalis

Der Echte Ehrenpreis gehört zu den Lippenblütlern. Die mehrjährige Pflanze wird kaum höher als 20 cm und wächst teppichbildend an sonnigen, nährstoffarmen und nicht zu feuchten Standorten. Im Sommer bildet sie blassviolette Blütentrauben. Als Zierpflanze wird sie häufig als Bodendecker genutzt.

Kneipp empfahl den Ehrenpreis gegen Gicht, in den älteren Kräuterbüchern wird er als Mittel gegen Lungen- und Nierenleiden beschrieben. Er spielt in der Volks- und Naturheilkunde seit Langem eine wichtige Rolle, auch wenn seine Wirksamkeit von der Wissenschaft heute angezweifelt wird. So spricht die Kommission E keine Anwendungsempfehlung aus. Er ist allerdings nicht giftig und unerwünschte Nebenwirkungen sind nicht bekannt.

In der Volksheilkunde gilt er als gutes Mittel, um die Tätigkeit von Galle und Nieren anzuregen, er gilt als harntreibend, entgiftend, blutreinigend und entzündungshemmend. Seine leicht beruhigende Wirkung kann bei Nervosität nützlich sein. Man verwendet ihn innerlich gegen Durchfall und äußerlich gegen Ekzeme und Neurodermitis. Er soll Juckreiz lindern. Auch in der Homöopathie kommt er bei Bronchitis und Asthma zur Anwendung. Unstrittig ist seine auswurffördernde Wirkung, weshalb er als Zutat in Hustenteemischungen passt.

Man kann die etwas bitter schmeckenden Blätter auch als Wildgemüse im Salat verwenden.

INHALTSSTOFFE: Glykoside, Flavonoide, Saponine, Gerbstoffe, Kaffeesäure

VERWENDBARE PFLANZENTEILE: Kraut

ANWENDUNGSFORM: Tee, Saft, Tinktur

ANWENDUNGSGEBIETE: Durchfall, Verdauungsbeschwerden, Atemwegserkrankungen, Ekzeme

Rezept

Ehrenpreis
Veronica officinalis

HAUTWASSER GEGEN PICKEL UND AKNE:
1 Handvoll Ehrenpreis mit 1 Handvoll Eibischblüten und 1 Handvoll Rosmarin mit ca. 100 ml reinem Alkohol vermischen, anschließend mit destilliertem Wasser übergießen, sodass die Kräuter bedeckt sind. 8 Tage ziehen lassen, abseihen und in dunkle
Flaschen füllen. Die Haut damit betupfen.

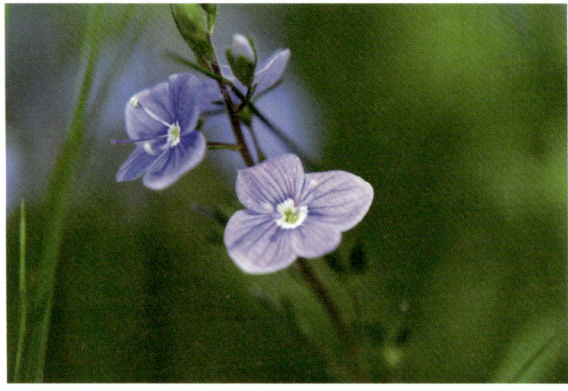

*Ehrenpreis kann als Heilpflanze und als gesundes Wildgemüse verwen-
det werden.*

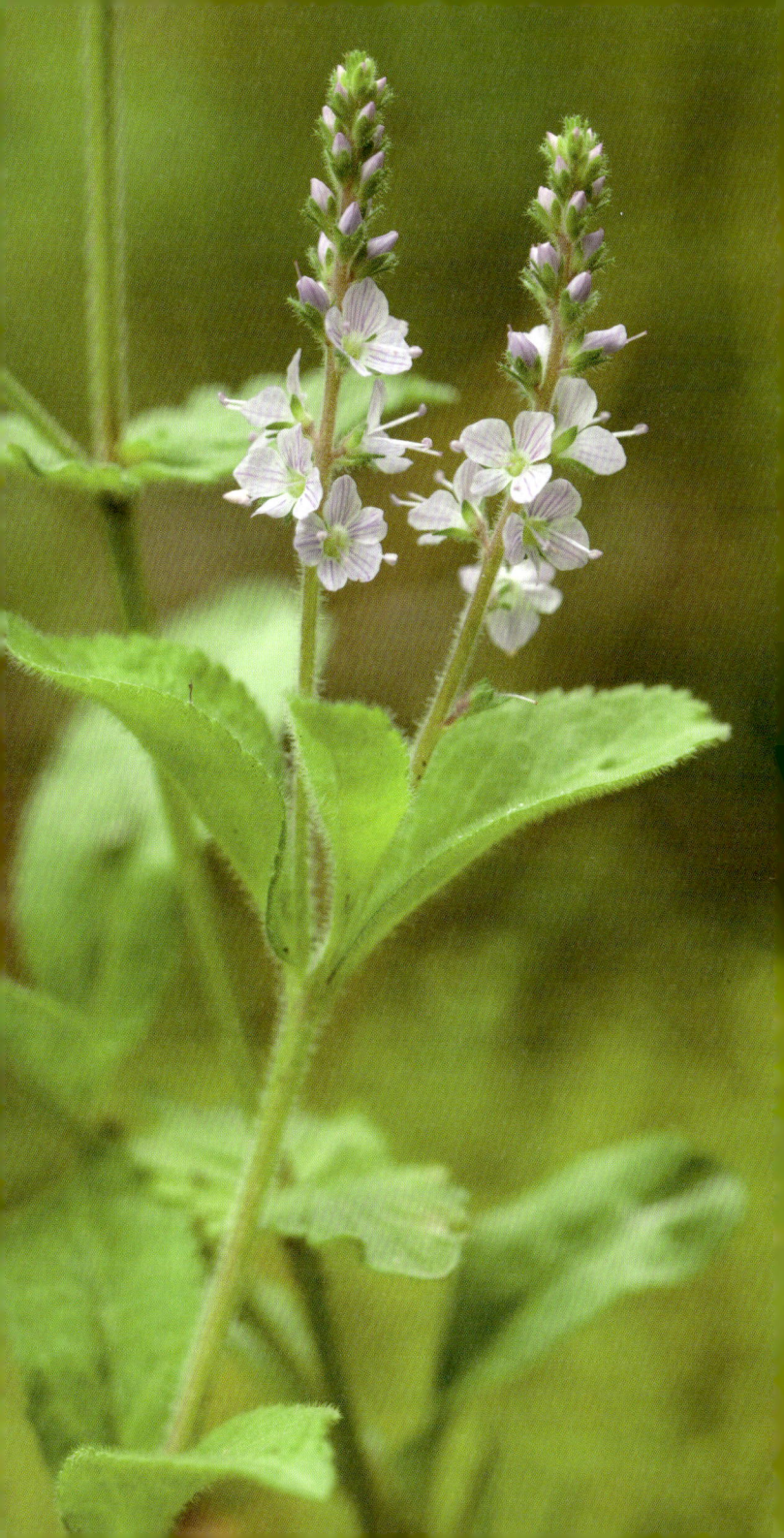

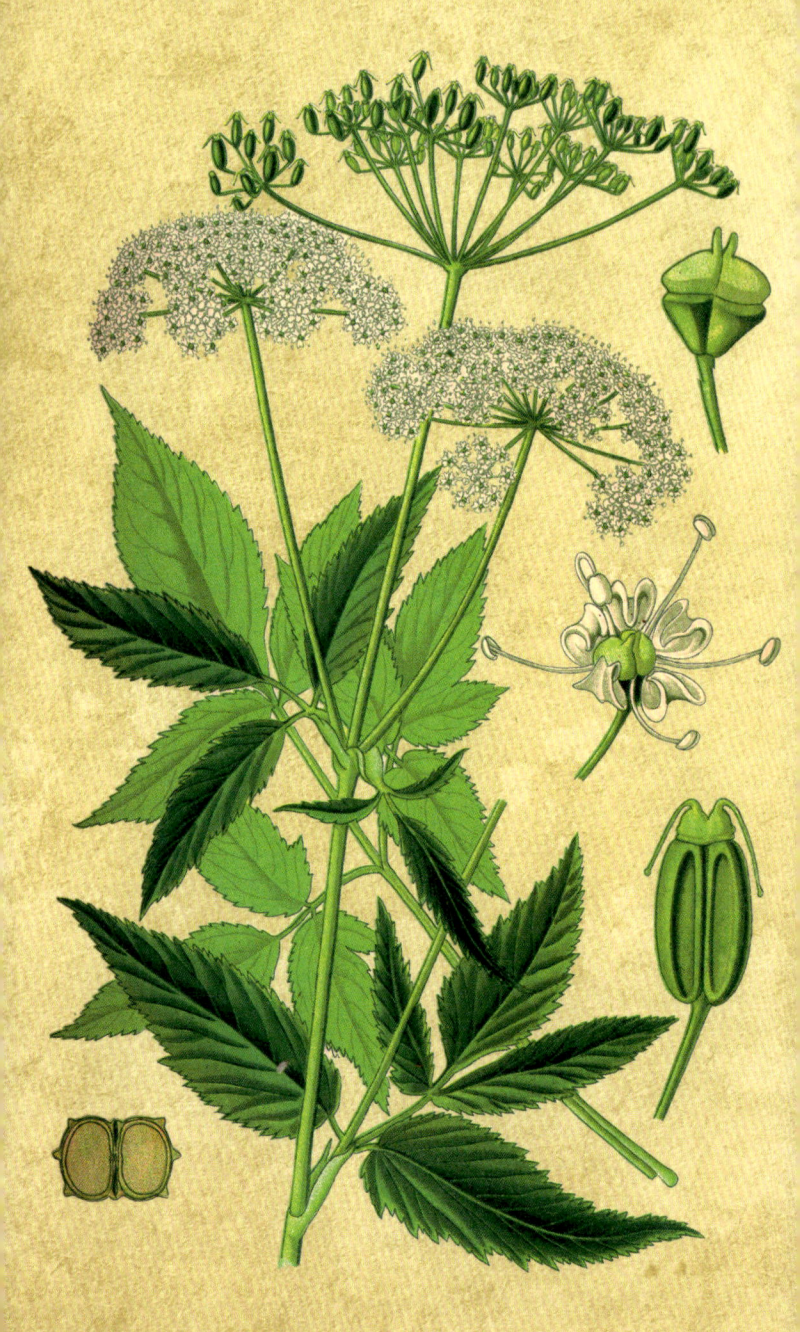

Giersch

Aegopodium podagraria

Der Giersch dürfte bei Hobbygärtnern gleich nach Brennnessel und Hahnenfuß immer noch den schlechtesten Ruf unter den Wildpflanzen haben. Dabei ist der Geißfuß, wie die Pflanze auch heißt, eigentlich so etwas wie »Salat mit Soße«. Und das wusste man früher durchaus zu schätzen. Frisches, Vitamin-C-reiches »Grünzeug« – vom letzten Schnee bis in die letzten Herbsttage, überall und leicht zu ernten. Besonders die jungen, leicht nach Möhre, Petersilie und Sellerie schmeckenden Pflanzen eignen sich hervorragend für Salate, die mittleren als Spinat und Suppen.

Auch wenn die Wirkung gegen Gicht und Rheuma, die man dem Giersch früher nachsagte, zumindest fraglich erscheint, so kann er dennoch als gesundheitsfördernd betrachtet werden. Sein Gehalt an Vitamin C, Kalium und Flavonoiden fördert das Immunsystem. Er regt außerdem den Stoffwechsel an und wirkt harntreibend.

Insofern ist Giersch die gesunde Pflanze schlechthin. Und wer einmal auf den Geschmack gekommen ist, der wird den Giersch im Garten eher pflegen und hegen statt ihn ausrotten zu wollenUnd will ihn tatsächlich noch jemand loswerden, dann hilft nur eins: aufessen. Oder nutzen Sie den Rasenmäher. Denn im Rasen, der ständig gemäht wird, findet sich nach kurzer Zeit kein Giersch mehr. Er mag das ständige Abschneiden eben nicht.

INHALTSSTOFFE: Kalium, Vitamin C (geht beim Erhitzen verloren), Carotin (Farbstoff) und Eisen

VERWENDBARE PFLANZENTEILE: alle oberirdischen Blätter (keine Blüten wegen des unangenehmen Geruchs)

ANWENDUNGSFORM: Rohkostsalat und Spinatalternative, Magenbitter, Zugabe zu Salaten, Soßen und Basis für eine vitamin- und mineralstoffreiche Kräuterlimonade

ANWENDUNGSGEBIETE: Appetitlosigkeit, Mineralstoffmangel

Rezepte

Giersch
Aegopodium podagraria

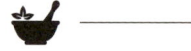

TINKTUR ZUR ANREGUNG DES HARNFLUSSES, ZUR BLUTREINIGUNG, ENTGIFTEND:

Frische Gierschblätter, frische Löwenzahnblätter, frische Brennnesselblätter, frische Gundermannblätter zu gleichen Teilen in ein Glas mit Schraubverschluss geben (alle Pflanzen grob zerkleinern), mit Wodka übergießen, sodass alle Pflanzenteile gut bedeckt sind, 10 Tage ziehen lassen, abseihen. Als Frühjahrskur 3 Wochen lang jeden Tag 3 mal 20 Tropfen in einem Glas Wasser einnehmen.

WUNDAUFLAGE BEI GICHT:

Frische zerstoßene, zerquetschte Blätter als direkte Auflage auf das befallene Gichtgelenk legen, mit einer Binde fixieren. Mehrmals am Tag frisch machen. Lindert die Entzündung und die Schmerzen.

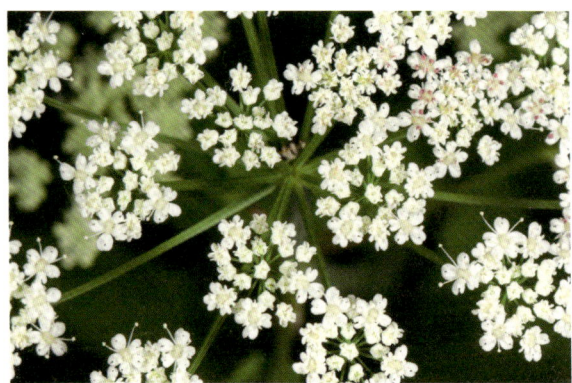

Der Giersch breitet sich unterirdisch aus. Wenn er Sie im Garten stört, essen Sie ihn einfach auf!

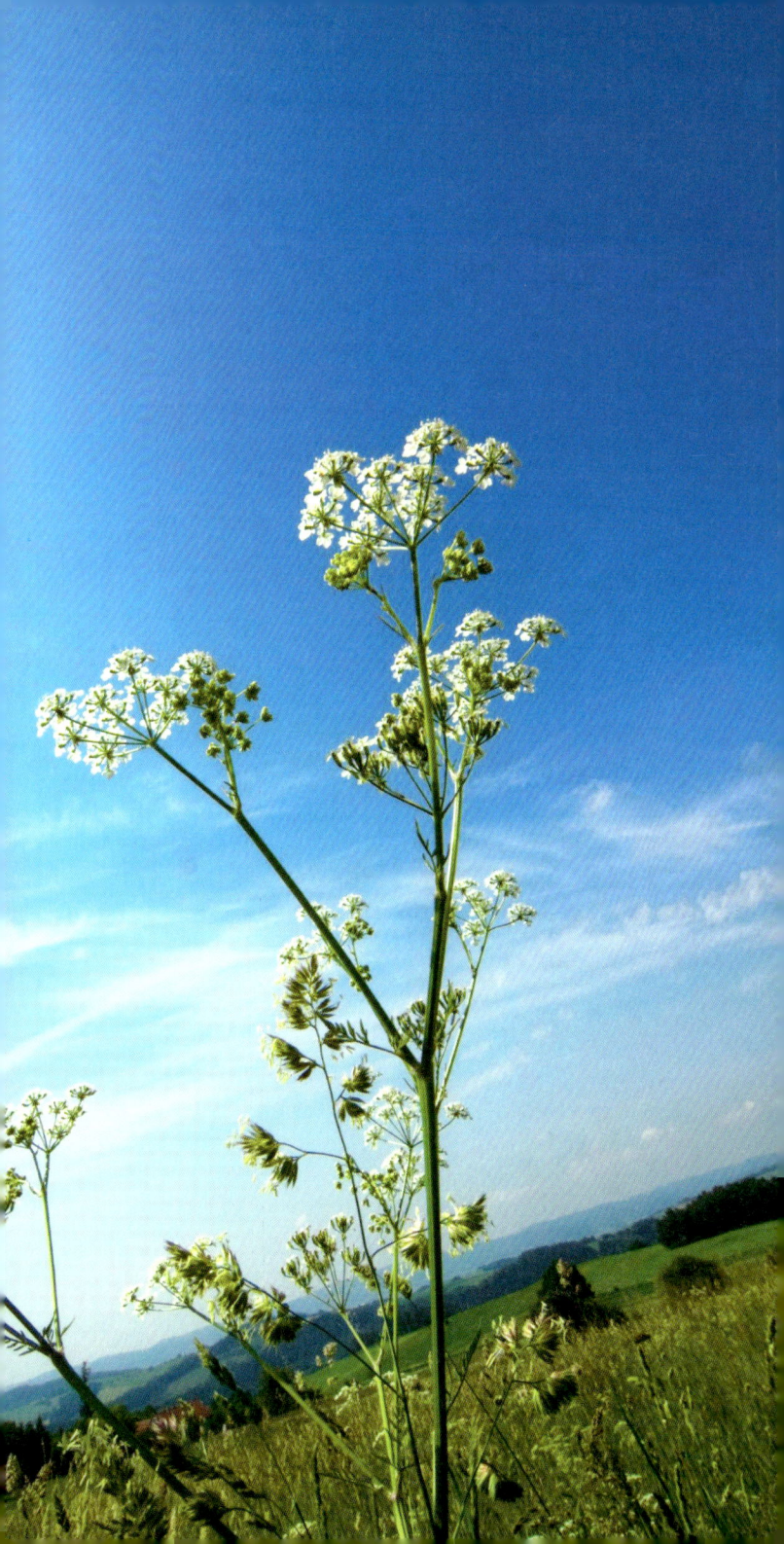

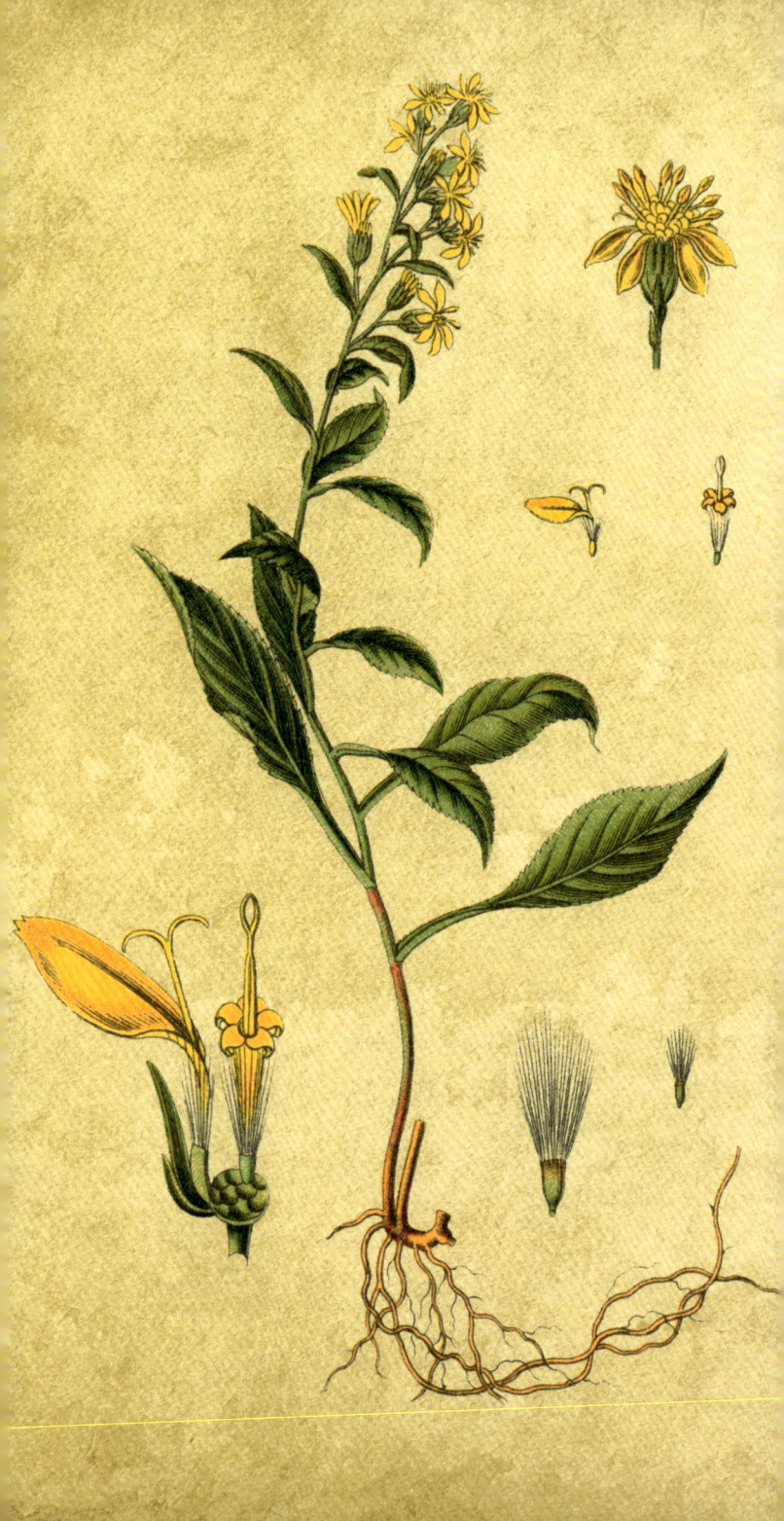

Goldrute

Solidago virgaurea

Die Gewöhnliche Goldrute, auch Echte Goldrute genannt, ist eine gelb blühende Staude aus der Familie der Korbblütler, die Wuchshöhen von bis zu 1 m erreichen kann. Man findet sie an trockenen Standorten auf Waldlichtungen, an Wegrändern und auf Wiesen.

Sie ist seit der Antike als Heilpflanze bekannt, allerdings nutzte man sie zunächst bei der Wundheilung.

Sie wirkt harntreibend, deshalb verwendet man sie heute in erster Linie bei Beschwerden, bei denen eine vermehrte Harnausscheidung erwünscht ist, also bei Nieren- oder Blasenleiden. Sie wirkt außerdem leicht krampflösend, entzündungshemmend und antibakteriell.

Die entzündungshemmende Wirkung kann man etwa bei Halsentzündungen nutzen, indem man einen Tee aus Goldrutenkraut zum Gurgeln verwendet. Äußerlich lässt sich die Goldrute zur Wundheilung und zur Behandlung von Ekzemen nutzen.

Aufgrund der stark harntreibenden Wirkung der Goldrute sollte man darauf achten, bei der Anwendung für eine erhöhte Flüssigkeitszufuhr zu sorgen. Bei verminderter Nierenleistung sollte man eine Anwendung unbedingt mit einem Arzt besprechen.

Das Kraut sollte nicht allzu lange gelagert werden, weil es sonst seine Wirkung verliert.

INHALTSSTOFFE: Glykoside, Gerbstoffe, Flavonoide, Saponide, ätherisches Öl

VERWENDBARE PFLANZENTEILE: Kraut

ANWENDUNGSFORM: Tee, Tinktur zur Anwendung bei Nieren- und Harnwegsbeschwerden, Rheuma

ANWENDUNGSGEBIETE: Nieren- oder Blasenleiden, bei denen eine erhöhte Harnmenge erwünscht ist, Halsentzündungen

Rezepte

Goldrute
Solidago virgaurea

**TEE ZUR STÄRKUNG DER NIERENFUNKTION BEI NIEREN-
STEINEN, UNTERSTÜTZEND BEI BLASEN- UND HARNWEGS-
INFEKTEN:**

25 g Gewöhnliches-Goldruten-Kraut, 25 g Brennnesselkraut, 25 g
Odermennigkraut, 25 g Hauhechelwurzel, ergibt 100 g Teemischung, davon 2 Teelöffel mit 250 ml kochendem Wasser übergießen, 3 Minuten ziehen lassen, abseihen, 3 Tassen pro Tag trinken.

**TINKTUR ZUR THERAPIE DER NIERE UND DER BLASE SOWIE
BEI RHEUMATISCHEN ERKRANKUNGEN:**

30 g getrocknete Gewöhnliche Goldrute, 30 g getrocknete Brennnesselblätter, 20 g getrocknete Löwenzahnblätter, 20 g getrocknete
Mädesüßblüten mit 500 ml Wodka vermischen, 14 Tage ziehen
lassen, abseihen, 3 mal täglich 10–15 Tropfen mit einem Glas
Wasser einnehmen.

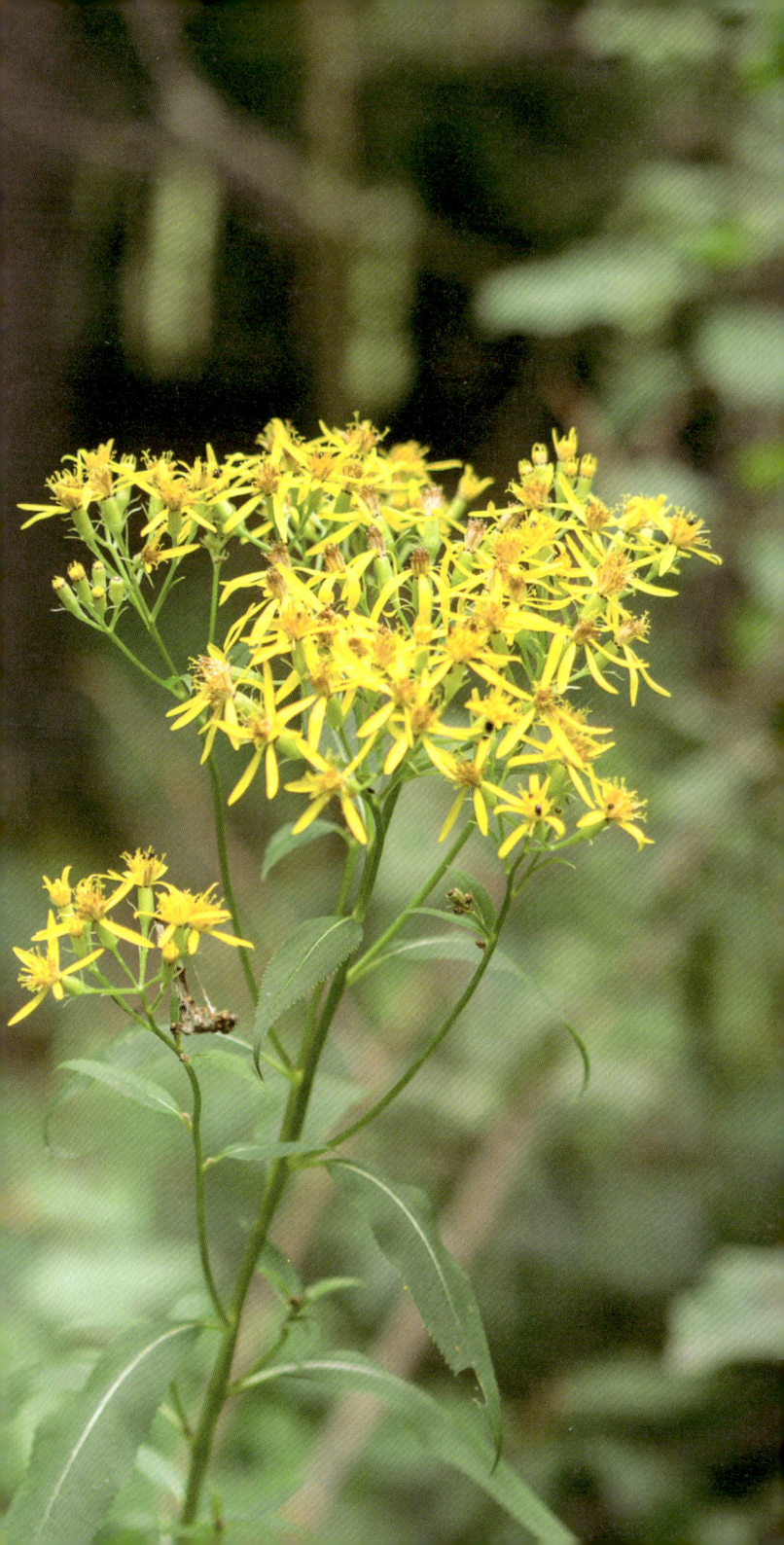

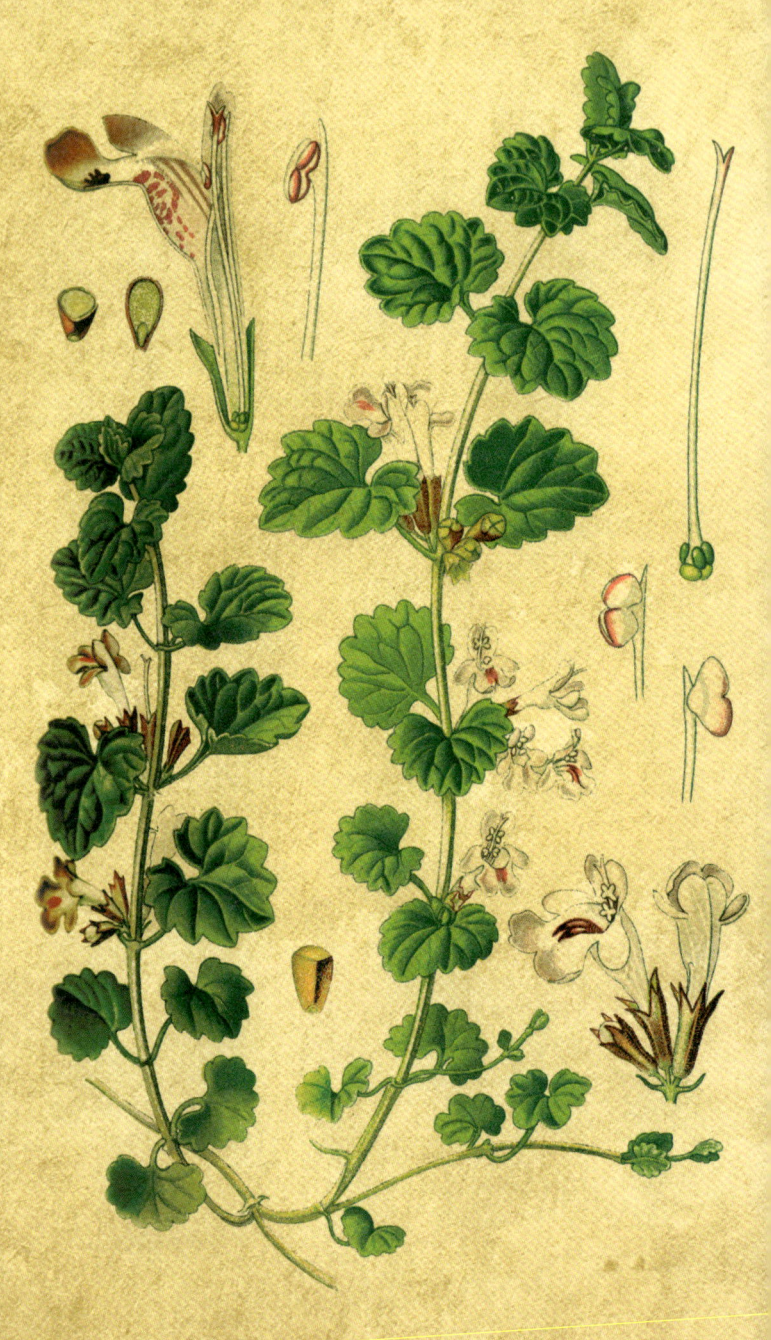

Gundermann
Glechoma hederacea

Recht unscheinbar rankt sich der Gundermann an Zäunen entlang, unter Stauden, oft im Rasen und an den Beeten. Auffällig wird er erst im Frühjahr, wenn seine kleinen bläulichen Blüten dem umgebenden Grün strahlende Akzente verleihen. Es stehen sich immer zwei herzförmige Blätter gegenüber – was ihn aber unverkennbar macht, ist sein Geruch.

Oft reicht schon eine leichte Berührung, um die außen liegenden Öldrüsen zum Platzen zu bringen. Die Blätter eignen sich hervorragend zum Würzen von Suppen, Süßspeisen und Getränken.

Die in der Pflanze enthaltenen ätherischen Öle können direkt unser zentrales Nervensystem beeinflussen. Und wie bei allen ätherischen Ölen ist die Trennlinie zwischen angenehm, belebend und Kopfschmerzen verursachend bei jedem unterschiedlich.

Entscheidend aber ist, dass im Gundermann gleich drei unterschiedlich wirkende Substanzen zu finden sind, denen man desinfizierende Eigenschaften nachsagt: ätherische Öle, Gerbstoffe und Saponine. Diese Inhaltsstoffe unterstützen eine natürliche Verdauung, sie eignen sich aber besonders für die äußere Anwendung als Hautcreme. Schon die Volksheilkunde wusste den Gundermann gegen eitrige Wunden einzusetzen. Der Name geht wohl auf das Althochdeutsche Wort für Eiter, »Gund«, zurück, wenngleich auch der Gundermann bei großen Infektionen nichts mehr ausrichten konnte. Ob die in der Pflanze vorhandenen Sesquiterpene gegen Krebs helfen, wird noch untersucht.

INHALTSSTOFFE: ätherische Öle, Gerbstoffe, Saponine

VERWENDBARE PFLANZENTEILE: alle oberirdischen, grünen Pflanzenteile einschließlich der Blüten

ANWENDUNGSFORM: Tee zum Gurgeln oder Waschen, Hautcreme

ANWENDUNGSGEBIETE: Hautprobleme

Rezepte

Gundermann
Glechoma hederacea

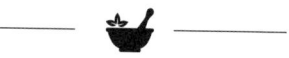

TEE ZUM SCHLEIMLÖSEN, ZUR MAGENSTÄRKUNG UND ZUR UNTERSTÜTZUNG DER NIEREN:
2 Teelöffel Gundermann werden mit 250 ml kochendem Wasser übergossen, 5 Minuten ziehen lassen, abseihen, maximal 3 Tassen pro Tag – eventuell mit Honig süßen.

GUNDERMANN-ÖL ZUM VERWENDEN ALS WUNDÖL UND ZUM EINTRÄUFELN IN DEN GEHÖRGANG BEI OHRENPROBLEMEN:
Frische Gundermannblätter, gereinigt, aber nicht gewaschen, werden mit Olivenöl übergossen. Bitte darauf achten, dass das Öl immer alle Pflanzenteile bedeckt. 3 Wochen an der Sonne ziehen lassen, dann kann das Öl verwendet werden. Die Pflanzenteile vorher abseihen.

Achtung, das Trommelfell muss zu 100 Prozent dicht sein, ansonsten wird das Öl auf ein Wattepad aufgetragen, dieses Pad wird in den Gehörgang eingeführt.

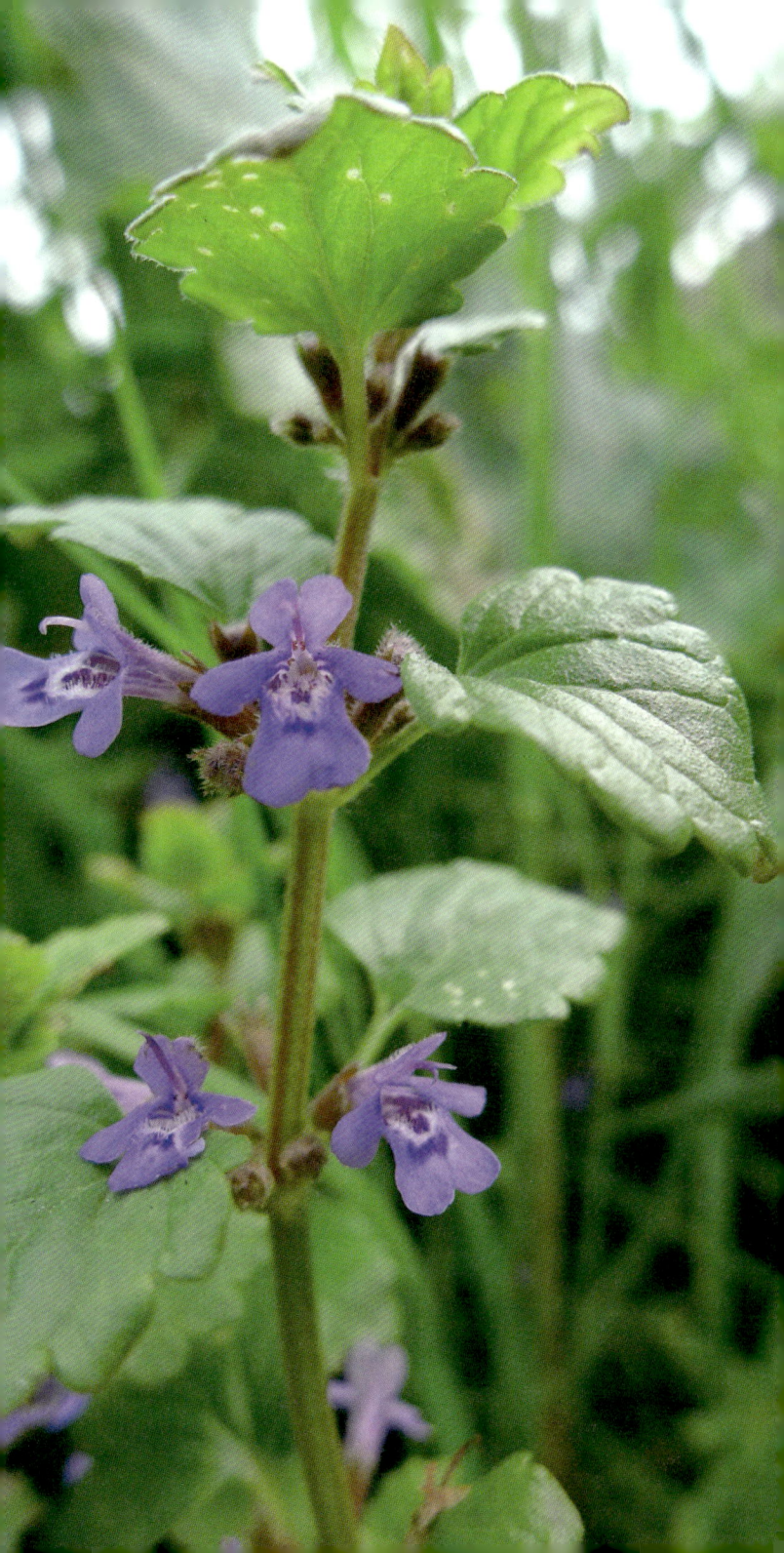

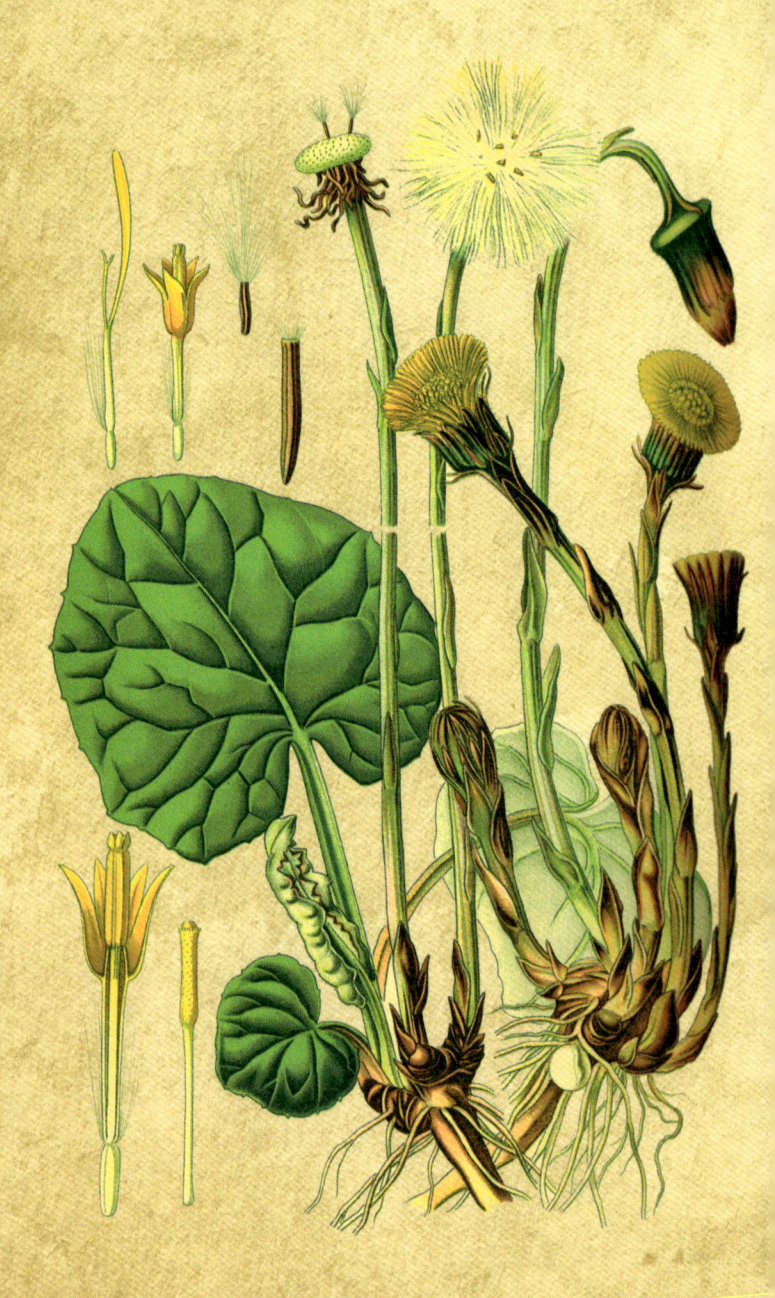

Huflattich
Tussilago farfara

Huflattich gehört zur Familie der Korbblütler. Die mehrjährige Pflanze wird etwa 15 cm hoch, die gelben Blüten erscheinen im Frühjahr. Zu diesem Zeitpunkt ist die Pflanze noch kahl. Erst nach der Blüte wachsen die herzförmigen Blätter. Er ist eine sehr robuste Pflanze, die trockene Standorte bevorzugt.

Schon in der Antike nutzte man Huflattich als Heilpflanze gegen Husten. Heute verwendet man Huflattichblätter im Teeaufguss. Die im Huflattich enthaltenen Gerbstoffe verdichten die Schleimhäute, während die ebenfalls vorhandenen Schleimstoffe (Polysaccharide) einen schützenden Film über den gereizten Schleimhäuten erzeugen. Der Hustenreiz wird somit beruhigt. Zusätzlich wirkt Huflattich entzündungshemmend und krampflösend, was bei Asthma und Bronchitis sehr hilfreich sein kann. Äußerlich verwendet man die Pflanze gegen Hautprobleme und Rheuma.

HUFLATTICH IST EINE REINE APOTHEKENPFLANZE.

Wie bei vielen Heilpflanzen liegen auch beim Huflattich die nützlichen und die schädlichen Wirkungen nah beieinander. Ursache der schädlichen Wirkung sind die enthaltenen Pyrrolizidinalkaloide, die in der Leber toxisch wirken und krebserregend sein können. Auch bei der Zubereitung als Tee gelangen diese Stoffe in den Aufguss. Vom Selbstsammeln ist deshalb ausdrücklich abzuraten. Grundsätzlich sollte man sich darauf beschränken, Huflattich in der Apotheke zu kaufen, da für den Handel eine strenge Kontrolle des Gehalts an Pyrrolizidinalkaloiden vorgeschrieben ist.

INHALTSSTOFFE: Polysaccharide, Inulin, Gerbstoffe, Flavonoide, Triterpene, Zink, Vitamin C

VERWENDBARE PFLANZENTEILE: Blätter

ANWENDUNGSFORM: Tee

ANWENDUNGSGEBIETE: Husten, Asthma, Bronchitis

Rezepte

Huflattich
Tussilago farfara

TEE BEI HUSTEN UND BRONCHITIS ZUM SCHLEIMLÖSEN, AUSWURFFÖRDERN UND HUSTENSTILLEN:
2 Teelöffel Huflattichblätter mit 1 Teelöffel Thymiankraut und 1 Teelöffel Malvenblüten mit 400 ml kochendem Wasser übergießen, 3 Minuten ziehen lassen, abseihen und pro Tag maximal 3 Tassen trinken, eventuell mit Honig süßen.

AUFGUSS AUS BLÄTTERN BEI SCHMERZENDEN, WUND GELAUFENEN FÜSSEN UND STRAPAZIERTER HAUT, SOWIE BEI AKNE:
2 l Wasser zum Kochen bringen und danach ca. 1 Handvoll Blätter damit übergießen und 5 Minuten ziehen lassen, abseihen. Den Sud entweder als Vollbadzusatz oder als Fußbadzusatz verwenden. Die Haut wird weich und heilt besser ab. Als Kompressenauflage kann auch eine unreine Haut mit dem Sud behandelt werden.

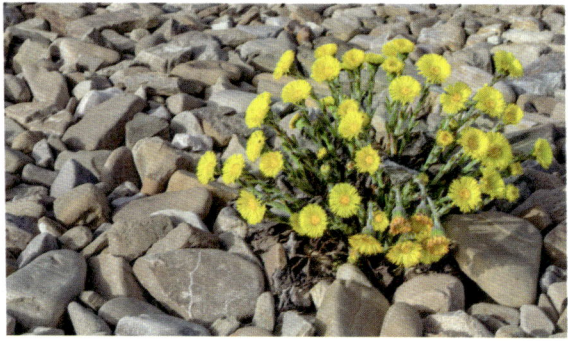

Nützlich und gleichzeitig gefährlich: Huflattich sollte man ausschließlich in der Apotheke kaufen. Spezielle Züchtungen verringern seinen Gehalt an gesundheitsschädlichen Alkaloiden.

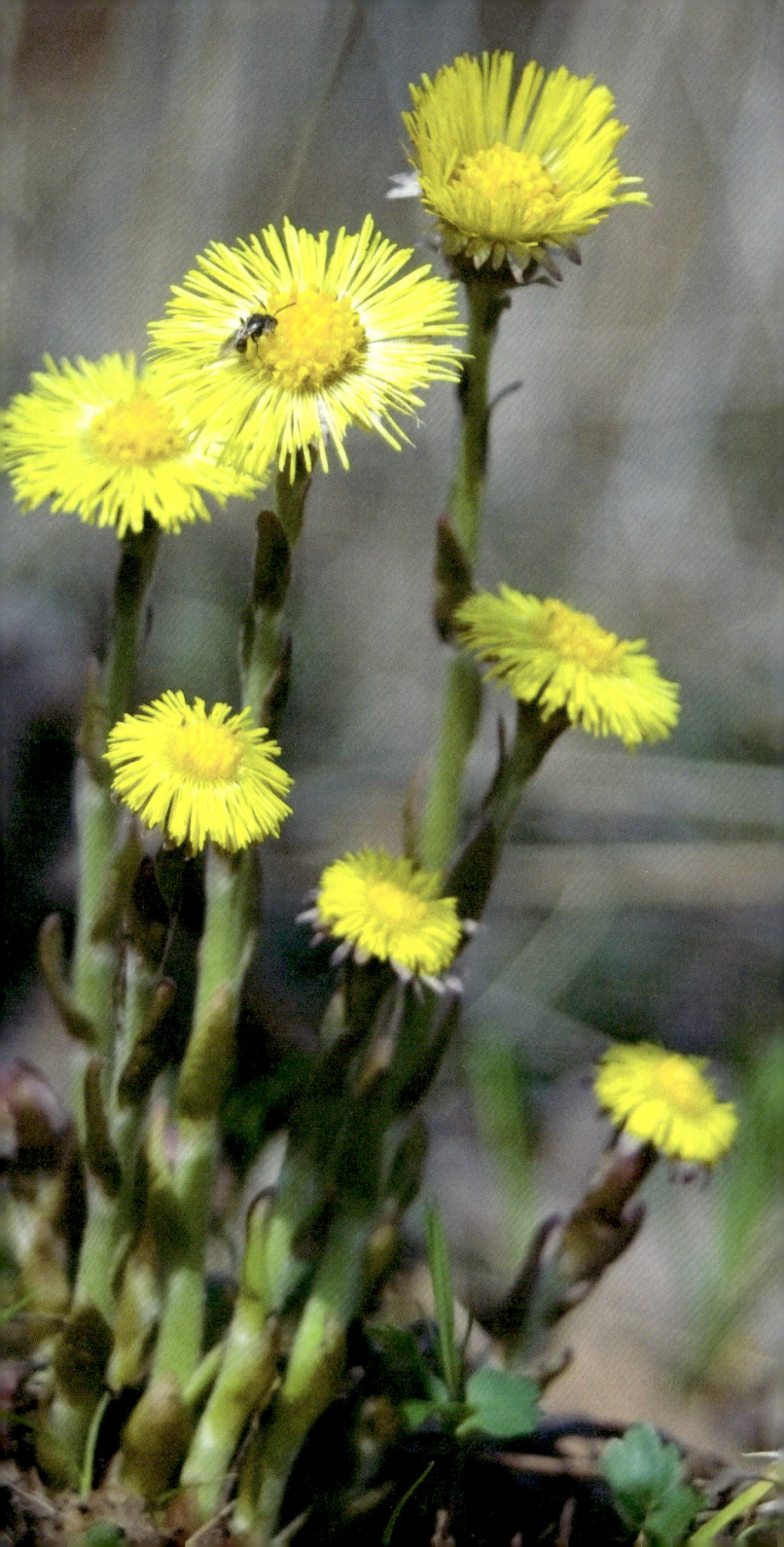

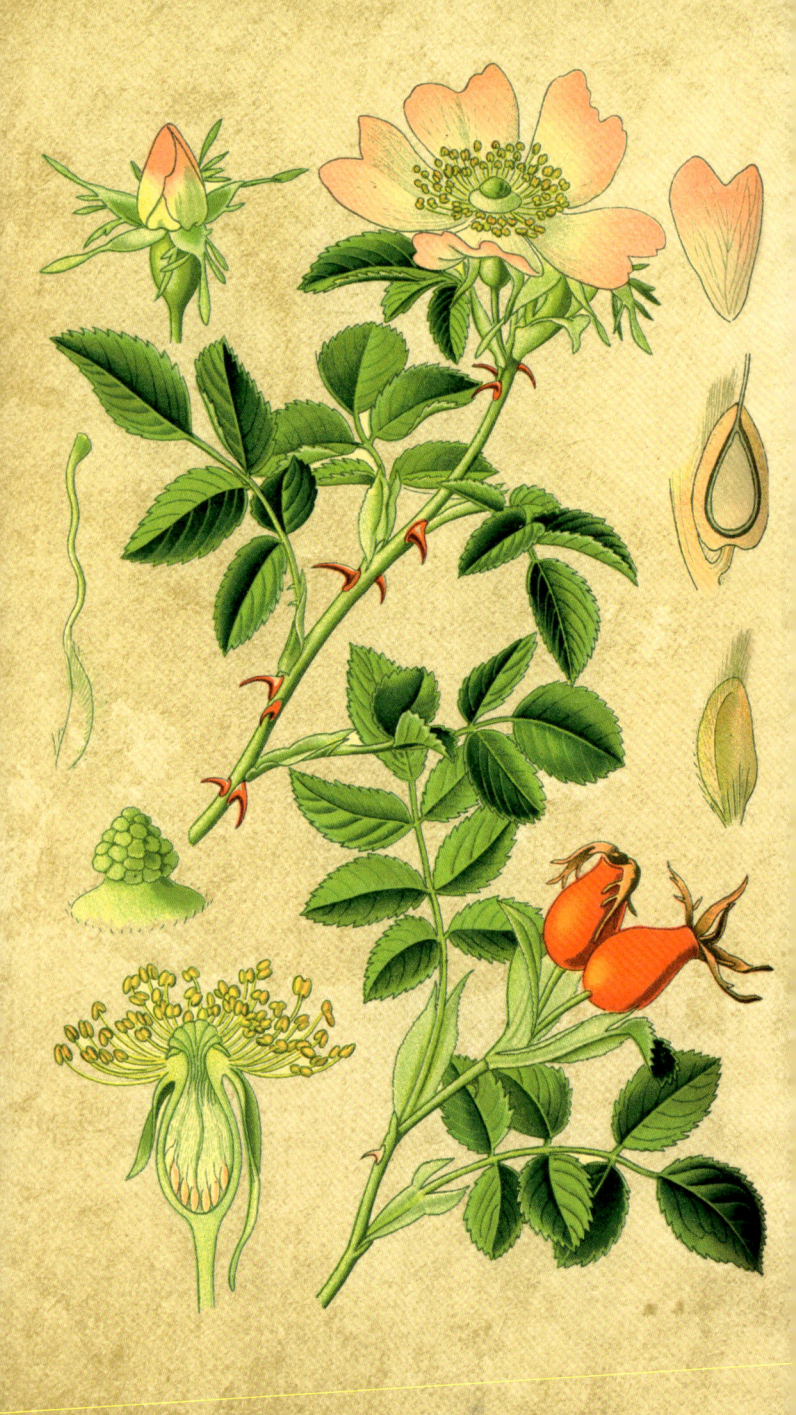

Hundsrose

Rosa canina

Die Hundsrose, auch Heckenrose genannt, ist die am weitesten verbreitete Wildrose in unseren Breiten. Sie bildet an sonnigen, nährstoffreichen Standorten einen dornigen Strauch, der eine Wuchshöhe von bis zu 3 m erreichen kann. Die Blüten sind im Gegensatz zu den Zuchtrosen nicht gefüllt und meistens weiß bis rosafarben. Nach der Blüte bildet die Pflanze im Herbst ovale rote Früchte aus, die Hagebutten.

Die Hagebutten wirken leicht abführend und harntreibend, weshalb sie bei Blasenentzündungen und Nierenleiden angewendet werden können. Sie regulieren außerdem die Verdauung und sind bei Verstopfung hilfreich. Wenn die Hagebutten im Spätherbst reif sind, kommen sie mit ihrem hohen Gehalt an Vitamin C gerade rechtzeitig für die Erkältungssaison. Sie sind wahre Vitamin-C-Bomben, allerdings nur, wenn sie roh und frisch gegessen werden. Hagebutten enthalten auch den roten Stoff Lycopin, ein Antioxidans, das sogenannte Freie Radikale unschädlich macht. Ein weiterer Inhaltsstoff ist Galaktolipid, von dem man annimmt, dass er den Aufbau von Knorpel unterstützt und somit vorbeugend gegen Arthrose wirkt. Frische Hagebutten eignen sich bestens zur Stärkung des Immunsystems, zur Vorbeugung gegen Erkältungen oder als Teil einer Frühjahrskur.

Hagebuttenkernöl lässt sich für kosmetische Zwecke verwenden, zum Beispiel zur Hautpflege.

INHALTSSTOFFE: Vitamin C, Gerbstoffe, Carotin, Pektin, Lycopin, Mineralstoffe

VERWENDBARE PFLANZENTEILE: Hagebutten, Blütenblätter

ANWENDUNGSFORM: Fruchtmus, Tee

ANWENDUNGSGEBIETE: Erkältungen, Blasen- oder Nierenleiden, Rheuma, Gicht

Rezepte

Hundsrose
Rosa canina

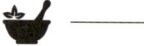

KERNLESTEE:

Die Hagebuttenfrüchte werden durch die »Flotte Lotte« getrieben, damit sich die Kerne vom Fruchtfleisch lösen, die Haare müssen entfernt werden, da sie die Haut und Schleimhäute stark reizen. Die Kerne werden ca. 10 Minuten gekocht, der Tee bekommt eine goldgelbe Farbe. Pro Tag 3 Tassen trinken. Dies erhöht die Urinmenge und wirkt bei Fieber schweißtreibend.

Die Früchte enthalten sehr viel Vitamin C, das auch gut hitzestabil ist. Deshalb trinkt man im Winter zur Versorgung mit Vitamin C Hagebuttenfrüchtetee.

GESICHTSMASKE BEI TROCKENER HAUT UND/ODER IM WINTER BEI TROCKENER LUFT ZUR PFLEGE DER GESICHTSHAUT:

Die Früchte ohne Kerne und Haare werden roh püriert und auf die Haut aufgetragen. Die Maske 1 Stunde einwirken lassen und wieder gründlich abspülen. Mit einem Hagebuttentee kam man auch ein Kompresse tränken und sie auf die Haut auflegen – dies wirkt nicht ganz so gut wie die Früchtemaske, hilft aber auch.

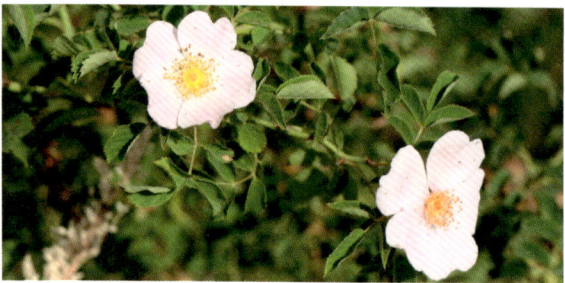

Die Hundsrose ist die am weitesten verbreitete Wildrose.

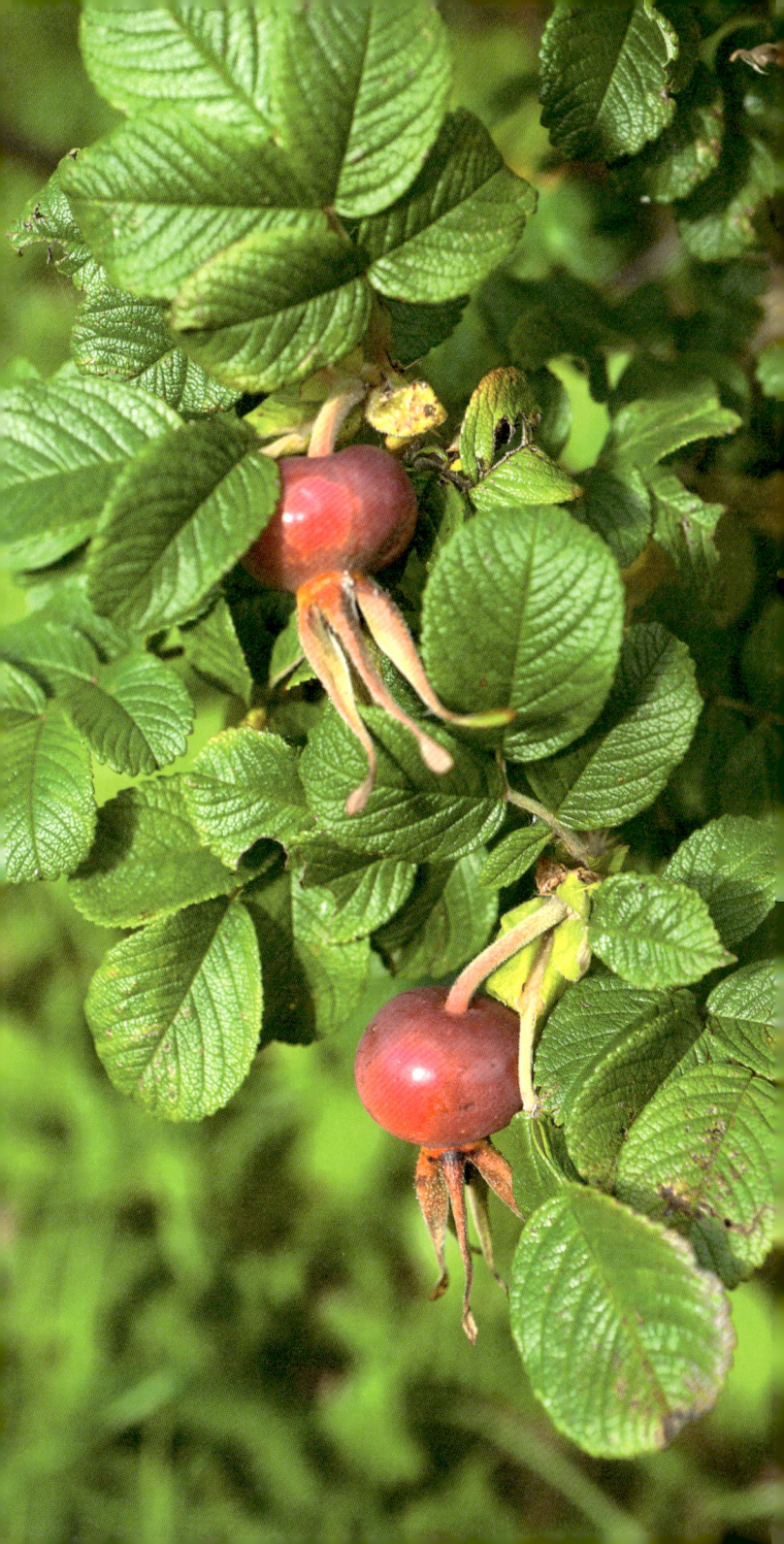

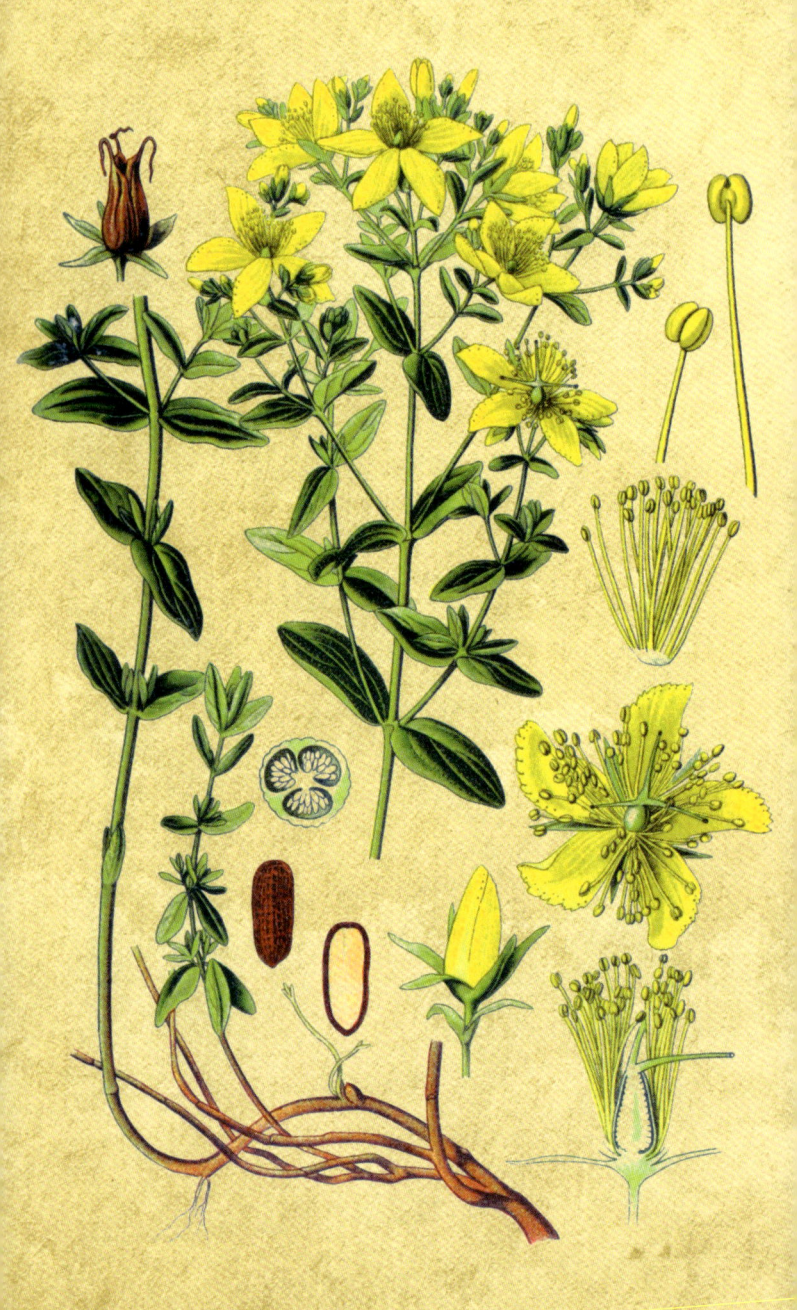

Johanniskraut
Hypericum perforatum

Das Echte Johanniskraut ist sicherlich eine der bekanntesten Heilpflanzen. Die goldgelb blühende Pflanze wird bis zu 1 m hoch und wächst auf Wiesen, an Wegen und auf Brachen. Ihren Namen erhielt die Pflanze von Johannes dem Täufer, weil sie rechtzeitig zum Johannistag (24. Juni) blüht.

Sie enthält Gerbstoffe, weshalb sie in der Volksmedizin früher als Mittel gegen Durchfälle genutzt wurde. Äußerlich kam die Pflanze auch zur Wundheilung und Schmerzlinderung zur Anwendung. Sie wirkt leicht antibiotisch. Zur äußeren Anwendung verwendet man am besten ein Öl, in dem das Kraut mehrere Wochen eingelegt war.

Ihre Wirksamkeit als Antidepressivum verdankt sie vor allem dem Wirkstoff Hypericin, der auch für die rot färbende Wirkung des Safts veantwortlich ist. Die Wirkstoffkombination des Johanniskrauts hemmt die Wiederaufnahme bestimmter Neurotransmitter im Gehirn. Damit vermindert es Depressionen, Stimmungsschwankungen, Angstzustände und Nervosität. Eine solche Wirkung tritt nur bei längerer, regelmäßiger Einnahme auf. Allerdings ist die Wirksamkeit als Antidepressivum bis heute umstritten.

Johanniskraut erhöht bei innerer Anwendung die Photosensibilität, d.h man sollte sich nach Einnahme von Johanniskraut nicht der direkten Sonnenstrahlung aussetzen und erst recht nicht ins Solarium gehen. Keinesfalls sollte man es während der Schwangerschaft anwenden. Zahlreiche problematische Wechselwirkungen mit Medikamenten sind belegt, deshalb sollten Menschen, die Medikamente zu sich nehmen, eine Anwendung unbedingt mit dem Arzt besprechen.

INHALTSSTOFFE: Hypericin, Flavonoide, Hyperforin, ätherisches Öl

VERWENDBARE PFLANZENTEILE: Knospen und Blüten, Kraut

ANWENDUNGSFORM: Tee, Öl

ANWENDUNGSGEBIETE: leichte Depressionen, Angstzustände

Rezepte

Johanniskraut
Hypericum perforatum

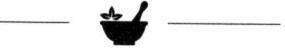

JOHANNISKRAUTÖL ZUM AUFBRINGEN AUF DIE HAUT BEI MUSKELVERSPANNUNGEN, VERBRENNUNGEN, GELENK-PROBLEMEN, SEITENSTECHEN, HEXENSCHUSS, WUNDAUF-LAGEN, INNERLICH ZUR BEGLEITENDEN BEHANDLUNG BEI MAGEN-DARM-ERKRANKUNGEN:

Frisch gesammelte Knospen und Blüten in ein weithalsiges Glas geben, so viel Olivenöl darüber geben, dass die Blüten vollständig damit bedeckt sind. 6 Wochen an der Sonne stehen lassen, abseihen. Das Öl ist ca. 1 Jahr haltbar, sobald es ranzig riecht, bitte nicht mehr verwenden.

TEE BEI ENTZÜNDLICHEN ERKRANKUNGEN, ÜBERANSTREN-GUNG, UNRUHE, MAGENLEIDEN, KRÄMPFEN DER INNEREN ORGANE, ZUR LEBERUNTERSTÜTZUNG:

2 Teelöffel Kraut werden mit 250 ml kalten Wasser angesetzt und langsam erhitzt. 3 Minuten ziehen lassen, abseihen und pro Tag 3 Tassen täglich trinken.

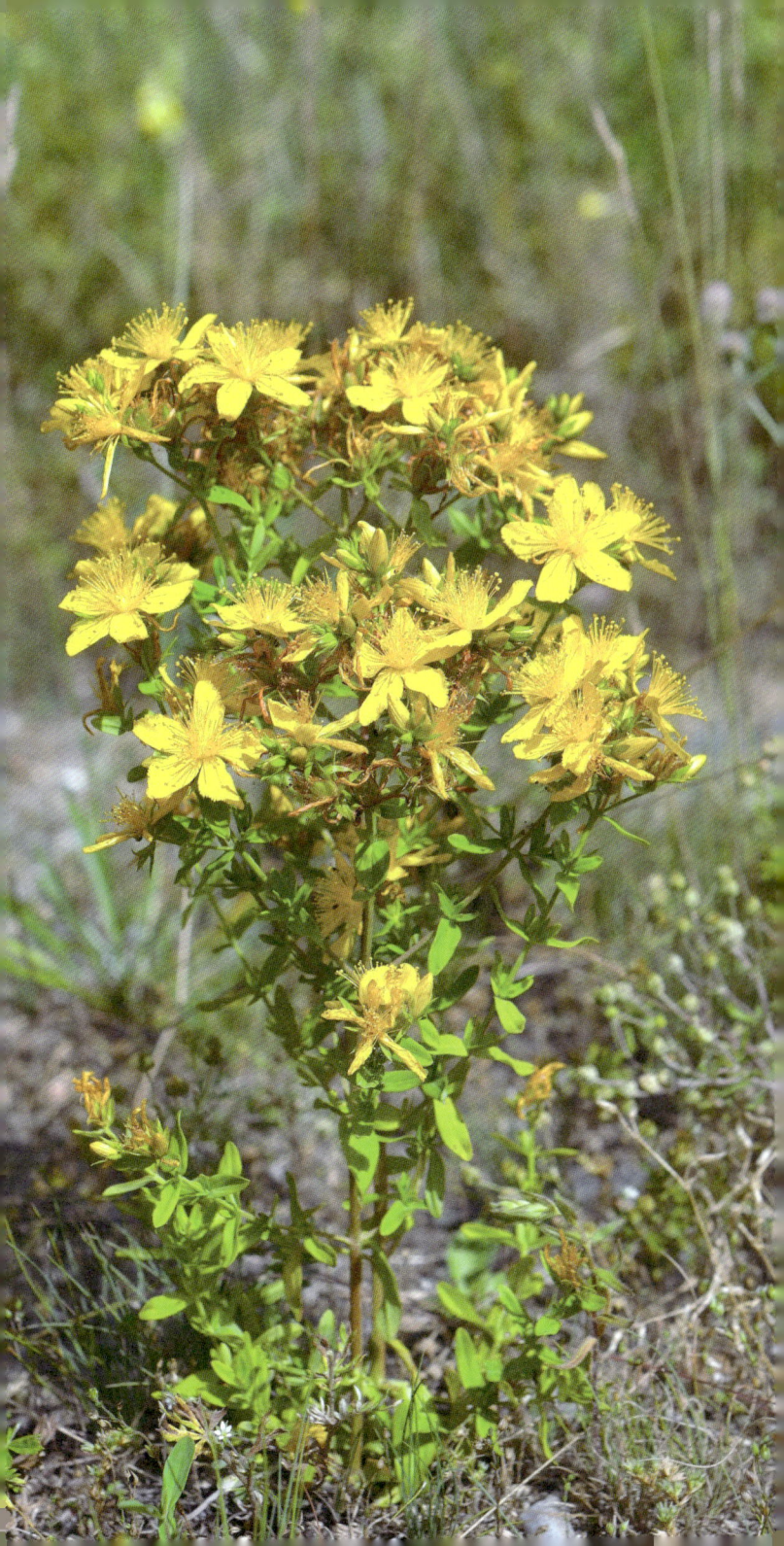

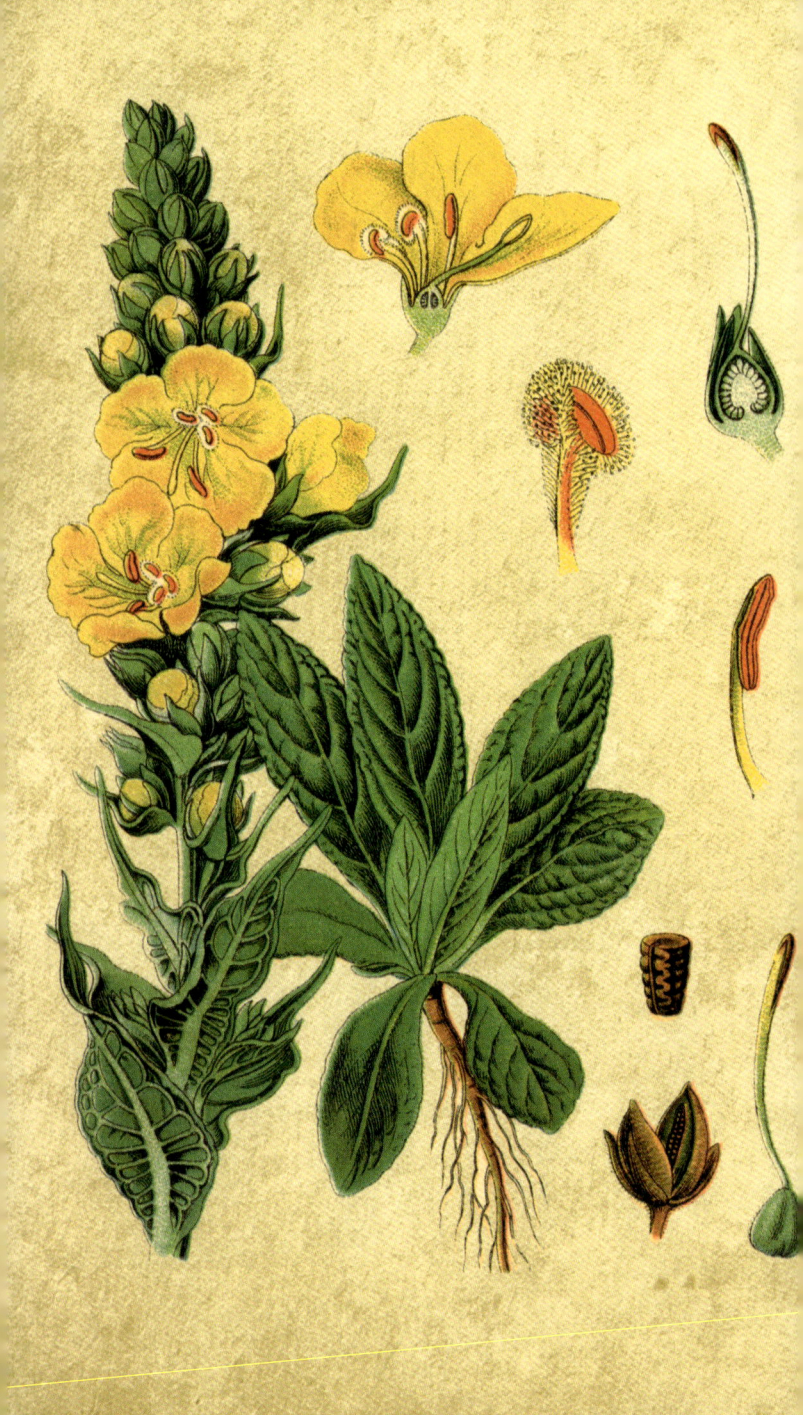

Königskerze

Verbascum densiflorum

Die Großblütige Königskerze bildet rosettenförmig angeordnete, behaarte Blätter, aus deren Mitte erst im zweiten Lebensjahr der Pflanze bis zu 2 m hohe Ähren mit leuchtend gelben Blüten wachsen. Man findet sie vor allem an sonnigen und steinigen, eher trockenen Standorten.

Die imposante Pflanze ist seit Menschengedenken als Heilpflanze bekannt, von Hippokrates über Dioskurides bis zu Hildegard von Bingen wird ihre Verwendung empfohlen, allerdings zu unterschiedlichen Zwecken. Die medizinische Wirksamkeit der Pflanze konzentriert sich vor allem in ihren Blüten. Früher kam die Königskerze äußerlich bei der Wundheilung zum Einsatz, heute dagegen verwendet man sie in erster Linie wegen ihrer stark schleimlösenden und reizlindernden Wirkung. Aus diesen Gründen eignet sie sich hervorragend zur Behandlung von Erkrankungen der Atemwege, Reizhusten und Lungenleiden wie Bronchitis. Die vermehrte Schleimproduktion hilft bei der Reinigung der Bronchien. Die Königskerze wirkt außerdem schweißtreibend, was bei Grippe hilfreich ist. Weitere Eigenschaften der Pflanze sind ihre sowohl entzündungshemmende als auch harntreibende Wirkung, damit kann sie auch bei Harnwegserkrankungen eingesetzt werden. Umschläge können die Wundheilung unterstützen.

Die Königskerze kann bei empfindlichen Personen Kontaktallergien auslösen.

INHALTSSTOFFE: Flavonoide, Saponide, Glykoside, Schleimstoffe

VERWENDBARE PFLANZENTEILE: Blüten, Kraut

ANWENDUNGSFORM: Tee, Tinktur, Umschläge

ANWENDUNGSGEBIETE: Erkrankungen der Atemwege und Lungenleiden, Grippe, Harnwegserkrankungen

Rezepte

Königskerze
Verbascum densiflorum

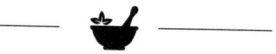

TEE FÜR ERWACHSENE BEI REIZHUSTEN, ASTHMATISCHEM HUSTEN, BRONCHITIS:

1 Teelöffel Königskerzenblüten, 1 Teelöffel Isländisches Moos (Apotheke), 1 Teelöffel Alantwurzeln, 1 Teelöffel Engelwurzwurzeln mit 500 ml kochendem Wasser übergießen, mindestens 5 Minuten ziehen lassen, abseihen – am besten durch einen Kaffeefilter, da die feinen Haare der Königskerzenblüten die Schleimhäute reizen können. 3 Tassen pro Tag trinken.

KÖNIGSKERZENTINKTUR ZUR EINNAHME BEI HUSTEN:

Ein Glas mit Wodka füllen. Jeden Vormittag frisch aufgeblühte, abgetrockneten Blüten des Tages in den Wodka geben, dabei darauf achten, dass die Blüten immer mit Alkohol bedeckt sind. Das Ganze ca. 4 Wochen wiederholen, anschließend noch 1 Woche in der Wärme stehen lassen. Die Blüten sauber abfiltern, auch hier am besten durch einen Kaffeefilter. Die Tinktur wird auf Würfelzucker tropfenweise bei Husten eingenommen, höchstens ca. 15–20 Tropfen pro Tag.

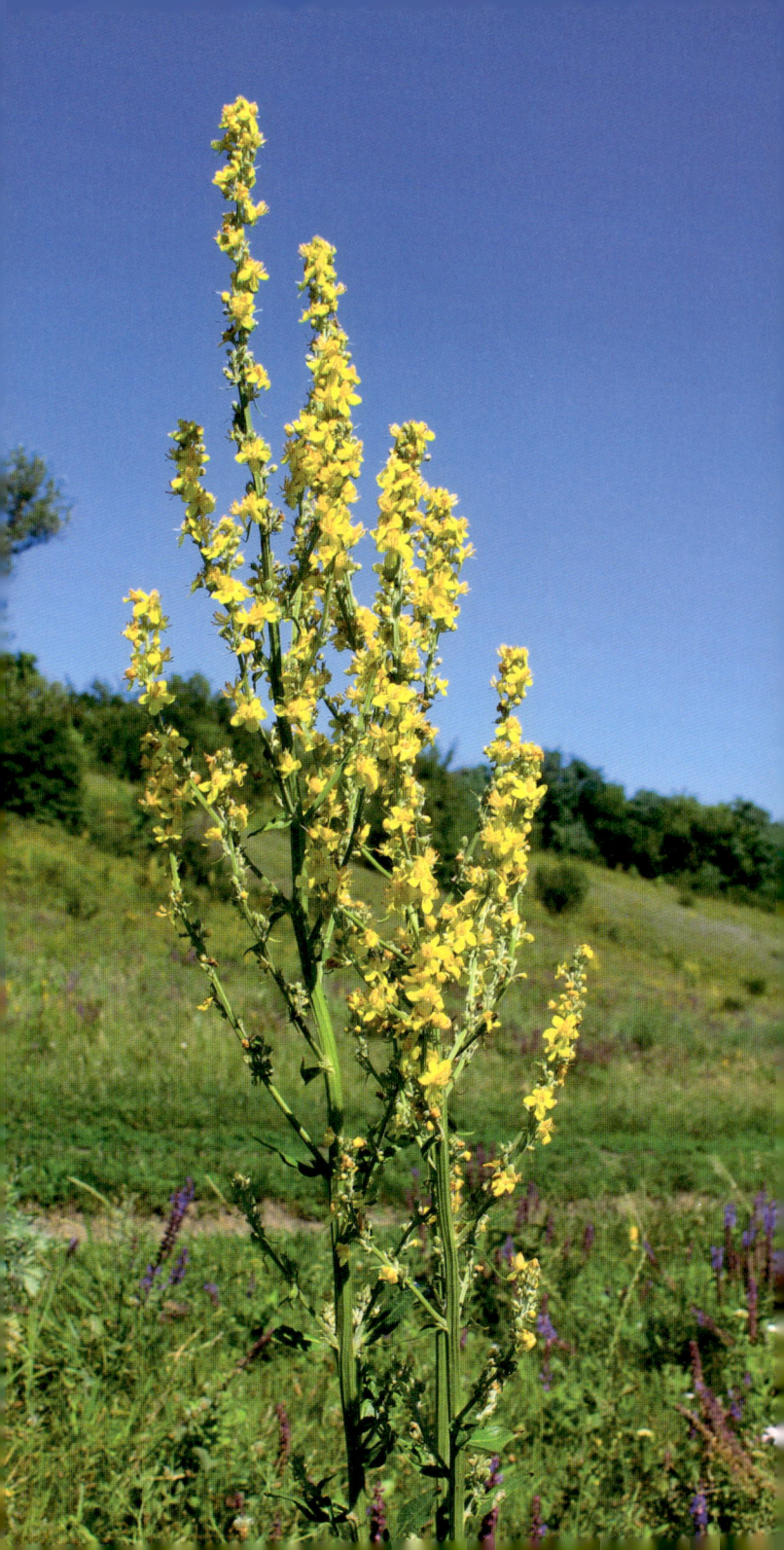

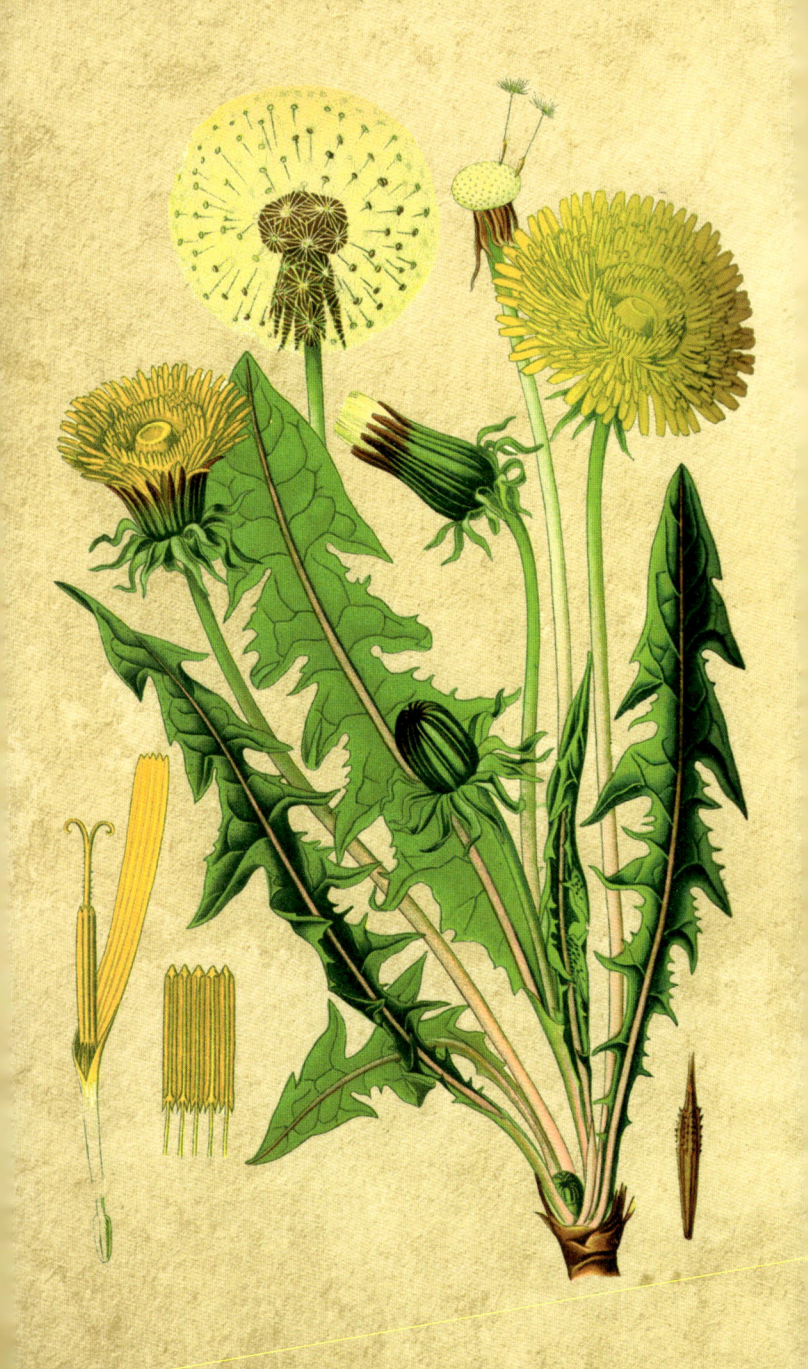

Löwenzahn
Taraxacum officinale

Den Löwenzahn kennt jedes Kind als Pusteblume. Nach der Blüte bildet die Pflanze einen Ballon aus Samen, die an propellerartigen Flügeln hängen. Somit sorgt ein bloßer Windstoß für die Verbreitung der Pflanze – oder ein pustendes Kind.

Er ist anspruchslos und weit verbreitet, man findet ihn auf Wiesen, an Wegrändern, auf Schuttplätzen (Ruderal) und in Gärten, wo er meist als Unkraut beseitigt wird. Löwenzahn wird bis 30 cm hoch und bildet eine lange Pfahlwurzel, die tief in den Boden reicht.

Löwenzahn ist sowohl eine traditionelle Heilpflanze als auch ein schmackhaftes Wildgemüse. In der Küche sind die Blätter eine ideale Zutat im Wildkräutersalat. Sie schmecken würzig und leicht bitter. Die Blüten kann man für die Zubereitung von Marmelade verwenden. Früher, in Zeiten wirtschaftlichen Mangels, nutzte man die Wurzel als Kaffeeersatz, ähnlich der Zichorie. Löwenzahn passt gut in eine Frühjahrskur. Als Heilpflanze ist er appetitanregend, verdauungsfördernd und harntreibend. Die enthaltenen Bitterstoffe wirken anregend auf die Drüsen, die Verdauungssäfte produzieren. Kraut wie Wurzel sind durch den Kaliumgehalt harntreibend und werden deshalb bei Nierensteinen und bei Rheuma verwendet. Die Wurzel nutzt man zur Förderung des Gallenflusses und bei Appetitlosigkeit. Löwenzahn wird meistens zur Behandlung von Gallensteinen empfohlen, allerdings sollte man ihn in diesem Zusammenhang nur nach Absprache mit einem Arzt anwenden.

INHALTSSTOFFE: Sesquiterpene, Triterpene, Flavonoide, Cumarin, Inulin, Kaliumsalze

VERWENDBARE PFLANZENTEILE: Kraut, Wurzel

ANWENDUNGSFORM: Tee, Tinktur, Presssaft

ANWENDUNGSGEBIETE: Verdauungsbeschwerden, Appetitlosigkeit, Nieren- und Gallenleiden (nach Absprache mit einem Arzt)

Rezepte

Löwenzahn
Taraxacum officinale

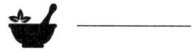

**LÖWENZAHNWURZELTINKTUR BEI LEBER- ODER GALLEN-
PROBLEMEN UND ZUR ANREGUNG DER VERDAUUNG:**
100 g frische gewaschene klein geschnittene Wurzel wird mit 300
ml Wodka angesetzt. 10 Tage ziehen lassen, abseihen und pro Tag
3 mal 15 Tropfen mit Wasser verdünnt einnehmen.

**FRISCHPFLANZENSAFT BEI ENTZÜNDUNGEN DER GALLEN-
WEGE UND ZUR ANREGUNG DER NIERENPRODUKTION UND
ERHÖHUNG DER HARNMENGE:**
Zwei Handvoll frische Löwenzahnblätter – um die Wirkung zu
verstärken – mit einer Handvoll Brennnesselblätter oder – um
den Geschmack etwas zu verbessern – mit dem Saft von einer
Karotte vermischen, im Mixer pürieren und 4 Wochen lang pro
Tag diese Menge trinken.

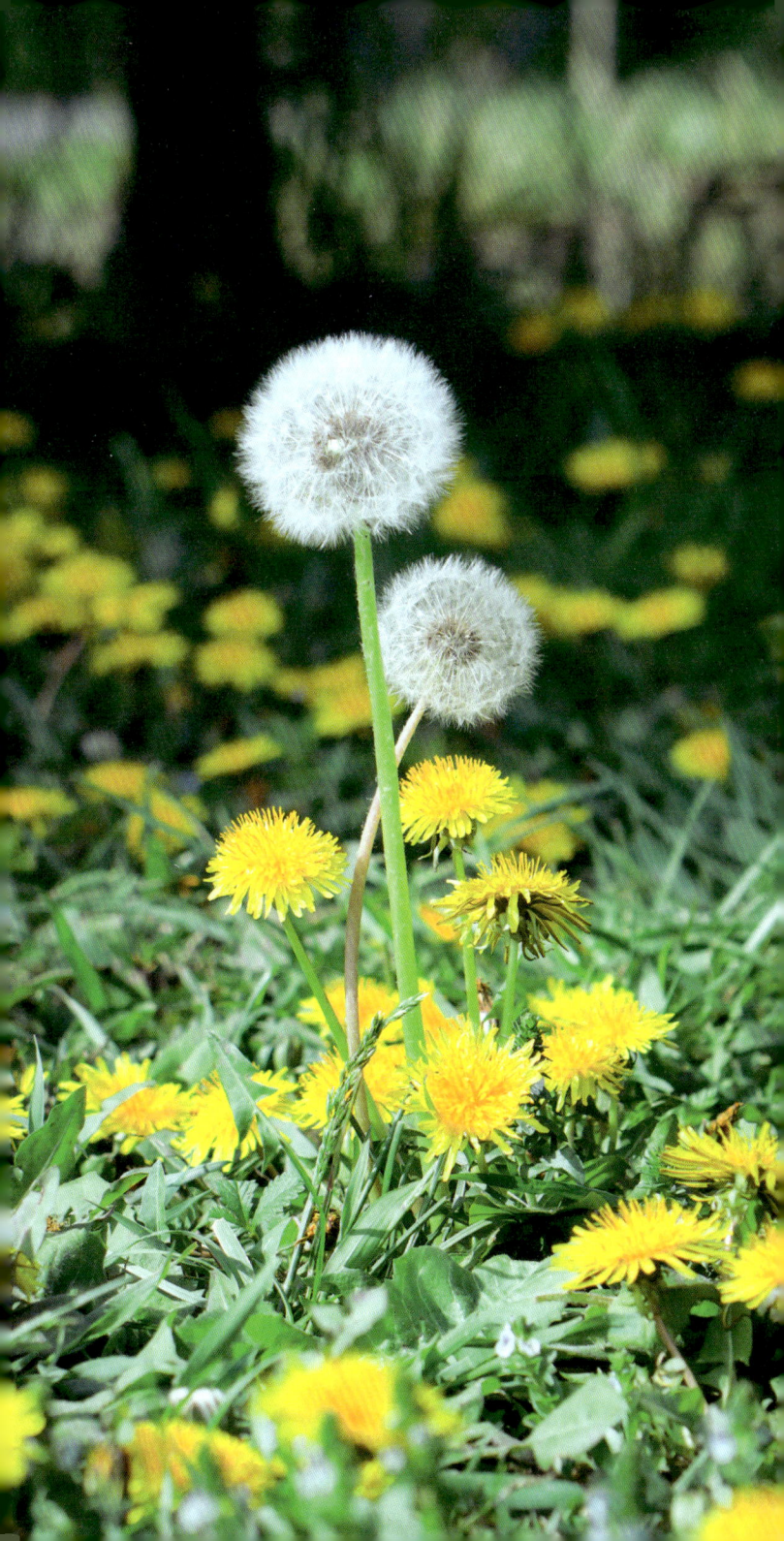

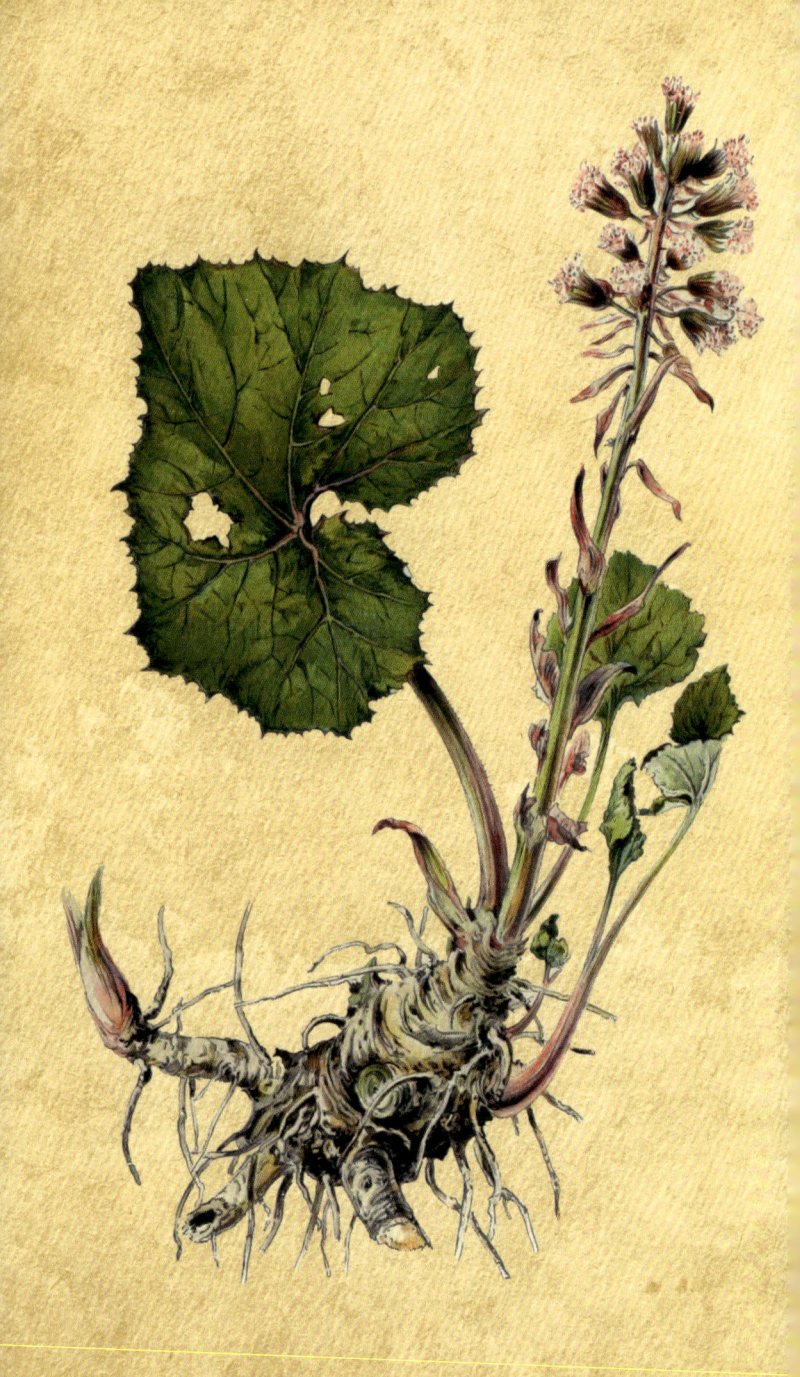

Pestwurz

Petasites hybridus

Pestwurz ist eine wirksame Heilpflanze mit langer Tradition. Ihr deutscher Name verweist auf die enorme Heilwirkung, die man ihr zuschrieb: Sogar gegen die Pest sollte sie helfen.

Die Pestwurz steht hier für das komplexe Nebeneinander von Heilwirkung und Giftigkeit, das viele Pflanzen charakterisiert. Zwar ist sie nicht so giftig wie etwa der Eisenhut, aber doch so sehr, dass von einer Anwendung der Wildpflanze unbedingt abzuraten ist. Die Wildpflanze enthält Pyrrolizidinalkaloide, die möglicherweise leberschädigend und krebserregend wirken können. Grundsätzlich darf man im Fall der Pestwurz ausschließlich pharmazeutische Präparate einnehmen und muss Wildpflanzen wegen der hohen Konzentration der Alkaloide unbedingt meiden. Also ausnahmsweise gilt hier: In der Natur anschauen, aber nur Industrieprodukte verwenden. Letzteres nur in Abstimmung mit einem Arzt. Die fertigen Präparate enthalten sehr viel weniger der problematischen Alkaloide, sodass bei Einhaltung der vom Hersteller festgelegten Tageshöchstdosis eine tägliche Menge von max. 0,1 µg PA nicht überschritten wird.

PESTWURZ IST EINE REINE APOTHEKENPFLANZE.

Aufgrund der hohen Wirksamkeit von Pestwurzpräparaten gegen Migräne haben wir sie dennoch ins Buch aufgenommen. Hier haben sie sich sowohl in der Prophylaxe als auch in der Behandlung akuter Anfälle als wirksam bewährt. Pestwurzpräparate wirken entzündungshemmend und entkrampfend und werden heute außerdem gegen Blasensteine, Asthma und Heuschnupfen eingesetzt.

INHALTSSTOFFE: Sesquiterpene, Gerbstoffe

VERWENDBARE PFLANZENTEILE: Rhizom und Wurzeln, vor oder nach der Blüte

ANWENDUNGSFORM: industriell hergestellte Präparate

ANWENDUNGSGEBIETE: Migräne, Asthma, Heuschnupfen, Blasensteine

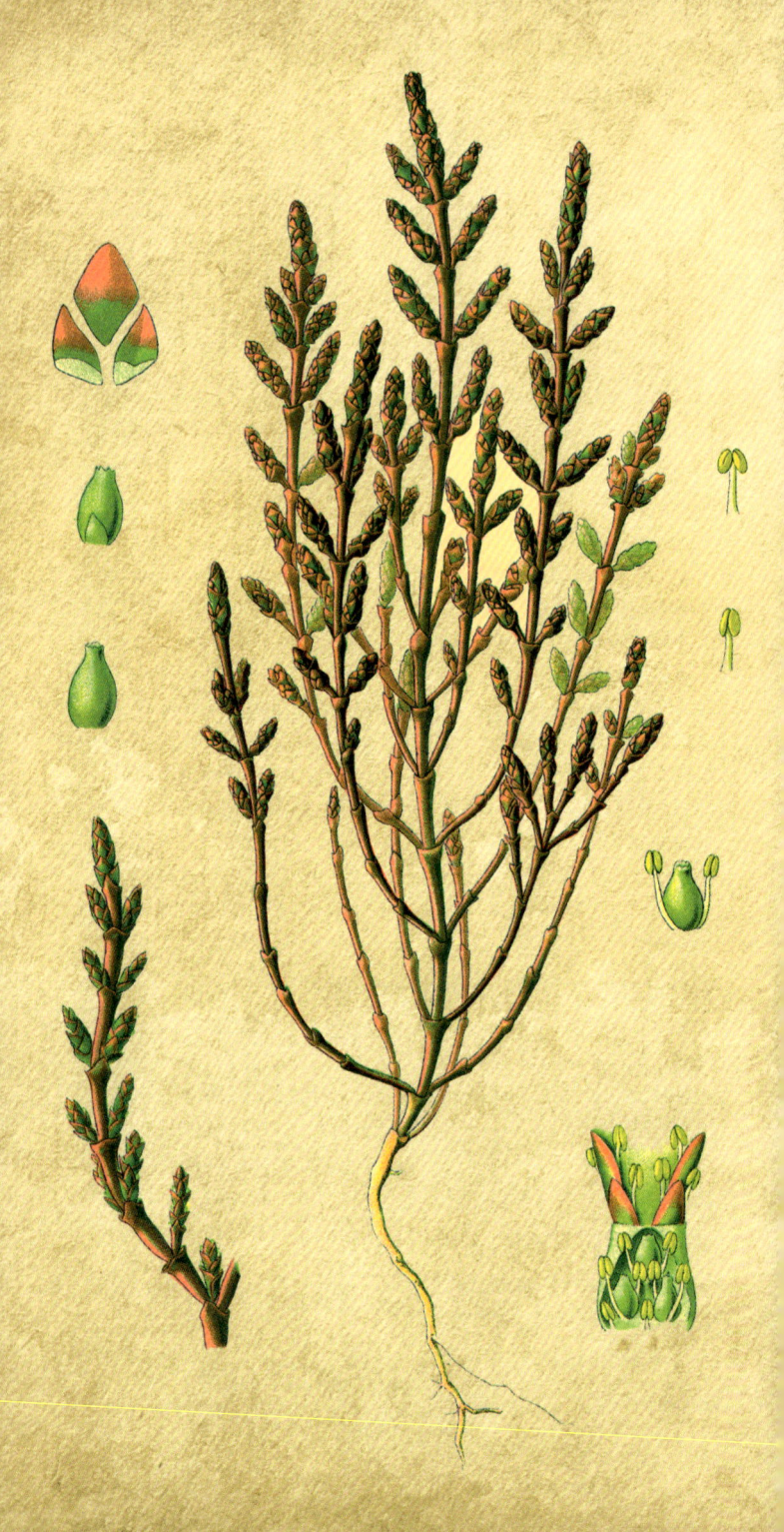

Queller
Salicornia europaea

Sie ist die Blütenpflanze, die sich am weitesten ins Meer vorwagt, weil sie am meisten Salz vertragen kann. Ihr Geheimnis: Sie speichert das Salz zwar in ihrem Inneren, verdünnt die Salzkonzentration aber mit viel Wasser, so quillt sie immer weiter auf. Dank seiner hohen Salztoleranz wächst der Queller besonders dort, wo das Meer die Uferbereiche ständig überflutet.

Der Queller hat viele lokale Namen wie Seespargel, Zeekraal, Salicorn, Salzwiesengras, Friesenkraut oder Meerfenchel. Auf der Insel Fehmarn wird er auch gerne als Wunnblatt oder Schlick-Dannen bezeichnet. Und in Ostfriesland sind auch Namen wie Süllte oder Soltje üblich.

Die Pflanze ist wegen ihres besonders hohen Mineralgehaltes ein gesundes Wildgemüse bei Mineralstoffmangel. Besonders ihr Gehalt an Jod – bei uns herrscht Jodmangel – macht sie zur wertvollen Mineralstoffquelle. Bei geschwollenen Nasenschleimhäuten sorgt sie für Linderung.

Da der Queller vornehmlich im Wattenmeer anzutreffen ist – das überall unter Naturschutz steht –, ist ein Pflücken hier und heute nicht mehr erlaubt. Die zu kaufenden Pflanzen werden aus anderen Teilen der Welt importiert.

INHALTSSTOFFE: Mineralien des Meerwassers

VERWENDBARE PFLANZENTEILE: alle oberirdischen Pflanzenteile

ANWENDUNGSFORM: Gemüse, Nasenspülung, Gurgellösung, Bad, Lösung zum Inhalieren

ANWENDUNGSGEBIETE: Mineralstoffmangel, geschwollene Nasenschleimhäute, schlecht heilende Wunden, Erkältungskrankheiten

Rezept

Queller
Salicornia europaea

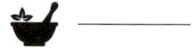

OB ALS ROHKOST, BLANCHIERT ODER IN ESSIG EINGELEGT:
Die im Handel unter Salicornes zu beziehenden Pflanzenspitzen
haben eine leicht pfeffrige Note. Sie eignen sich hervorragend im
Rohkostsalat, für natürlich gesalzene Essige, aber auch blanchiert
als Beilage.

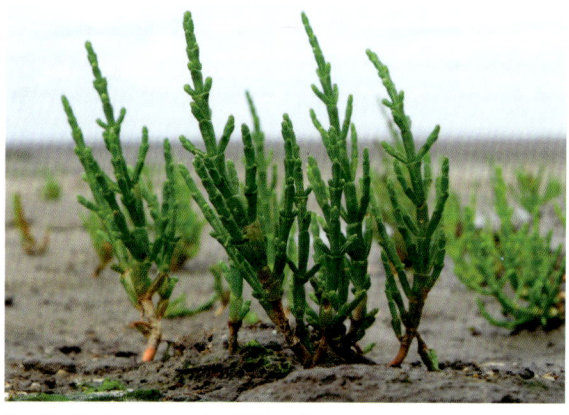

Der Queller ist ein gesundes Wildgemüse.

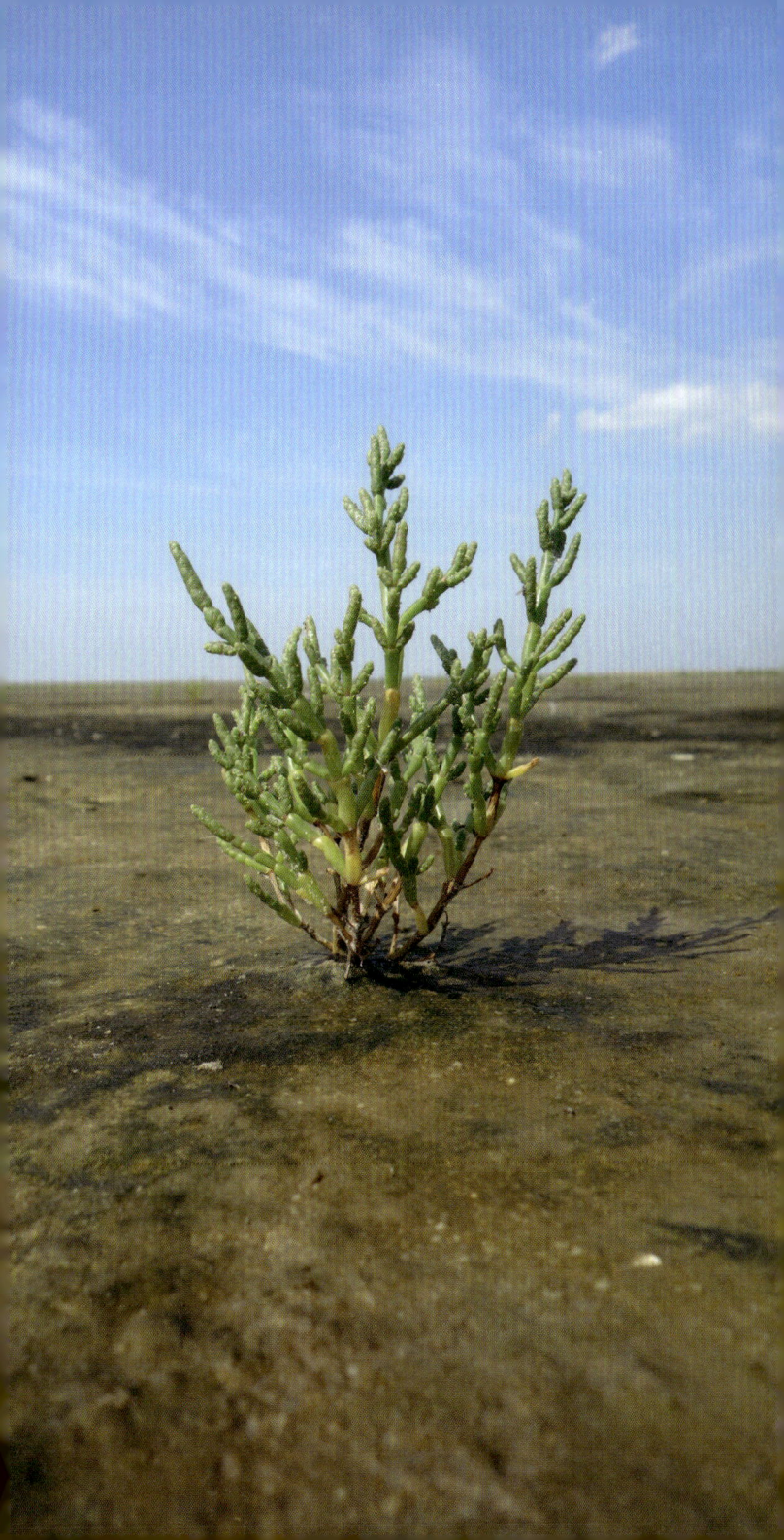

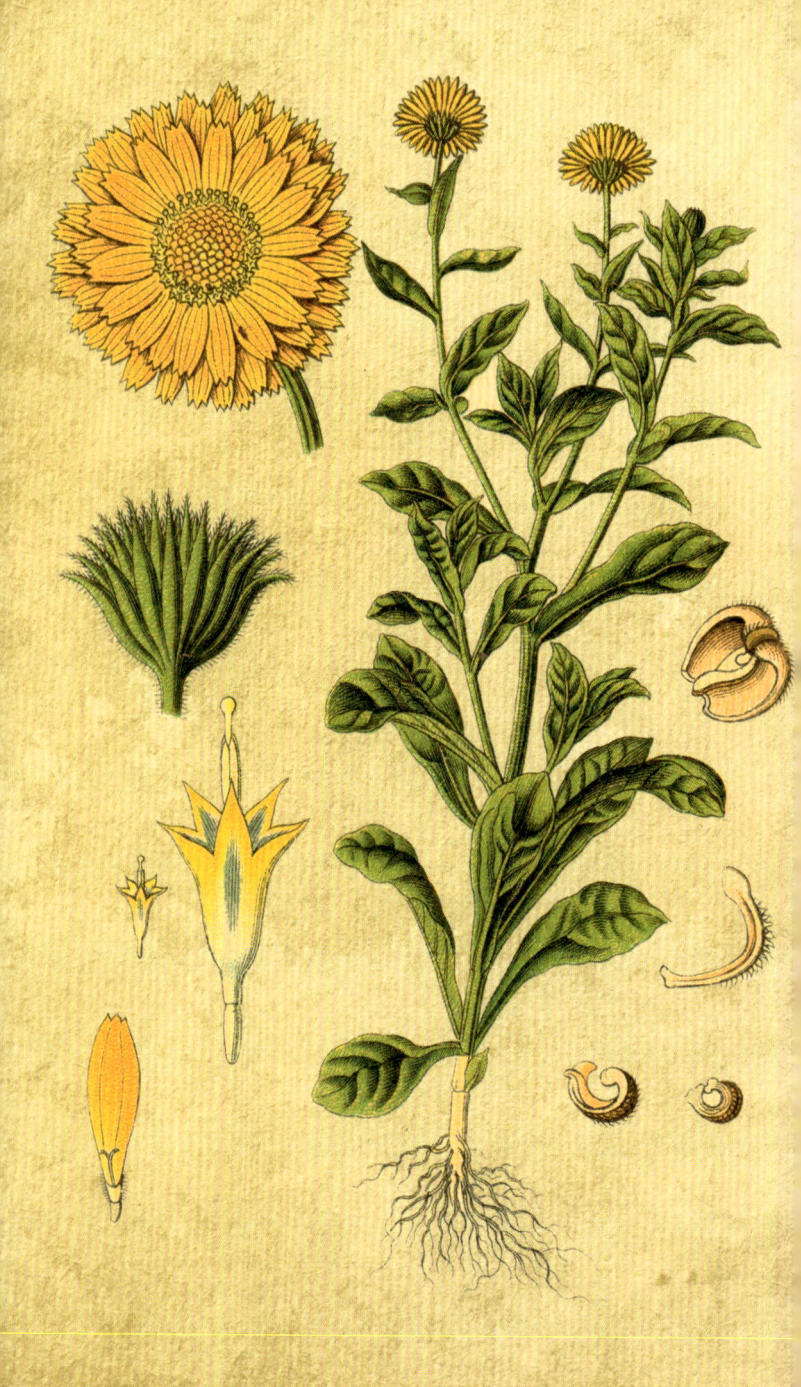

Ringelblume
Calendula officinalis

Die Ringelblume entstammt der Familie der Korbblütler, wird bis zu 50 cm hoch und ist einjährig.

Ihre leuchtend gelben bis orangefarbenen Zungenblüten strahlen den ganzen Sommer über. Die Blüten öffnen sich jeden Morgen und schließen sich abends wieder. Bleiben sie morgens verschlossen, so wird es Regen geben. An Regentagen bleiben sie ganz geschlossen.

Schon seit dem Mittelalter schätzt man sie als Medizinpflanze wegen ihrer hohen Wirksamkeit bei der Wundheilung. Hildegard von Bingen empfahl sie bei Ekzemen und Verdauungsproblemen. Salben aus Schweineschmalz und Ringelblumen gehörten zu den wichtigsten Heilmitteln der Klostermedizin.

Verwendet werden immer die getrockneten Blüten. Die Ringelblume wirkt entzündungshemmend, antimikrobiell, krampflösend, abschwellend, adstringierend, schweißtreibend und schmerzlindernd. Sie aktiviert das Immunsystem und die Wundheilung, und sie regt Galle und Lymphdrüsen an.

Ringelblumen können bei einer Vielzahl von Beschwerden eingesetzt werden, am wichtigsten sind sie allerdings für die Wundheilung. Sie sind Bestandteil vieler Heilsalben. Sie helfen bei Sportverletzungen, Entzündungen der Schleimhaut in Mund und Rachen.

Ob die Ringelblume wirksam vor Schäden einer Strahlentherapie im Rahmen einer Krebsbehandlung schützen kann, wird noch untersucht.

INHALTSSTOFFE: Triterpensaponine, Flavonoide, Carotine, ätherisches Öl, Cumarine

VERWENDBARE PFLANZENTEILE: Blüten

ANWENDUNGSFORM: Tee, Öl, Salbe, Tinktur, Kompresse

ANWENDUNGSGEBIETE: Wundheilung, Verbrennungen, Erfrierungen, Prellungen, Zahnfleischentzündungen, Halsentzündungen, Thrombose

Rezepte

Ringelblume
Calendula officinalis

RINGELBLUMENÖL ZUM EINREIBEN VON TROCKENEN, RISSIGEN HAUTSTELLEN UND ZUR WUNDHEILUNG:
Ein Schraubglas mit den abgezupften Blütenblättchen der Ringelblumen füllen, Olivenöl darübergeben, dabei darauf achten, dass die Blüten immer mit Öl bedeckt sind. Die Mischung 6 Wochen an der Sonne stehen lassen, abseihen und das Öl verwenden. Damit es nicht ranzig wird und länger hält, im Kühlschrank aufbewahren.

TINKTUR ALS ÄUSSERLICHES DESINFEKTIONS- UND WUNDMITTEL, Z.B. BEI NAGELBETTENTZÜNDUNGEN, ALS ZUSATZ IN EINER VENENSALBE ZUM EINREIBEN, ALS GURGELMITTEL VERDÜNNT MIT WASSER BEI ENTZÜNDUNGEN DER MUNDSCHLEIMHAUT UND DES ZAHNFLEISCHS:
Die abgezupften Blütenblättchen mit so viel Wodka übergießen, dass alle mit Alkohol bedeckt sind. 10 Tage ziehen lassen, abseihen und verwenden.

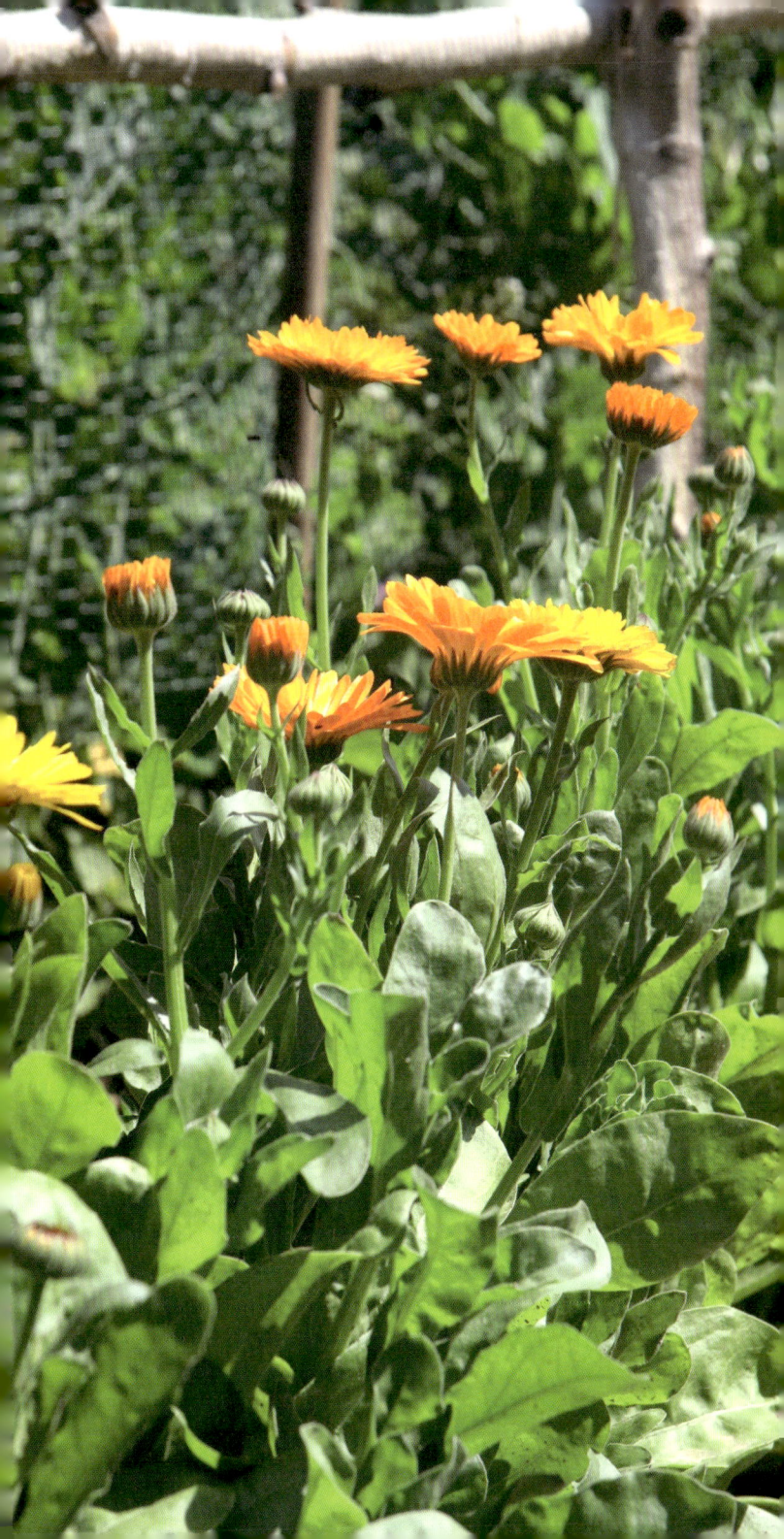

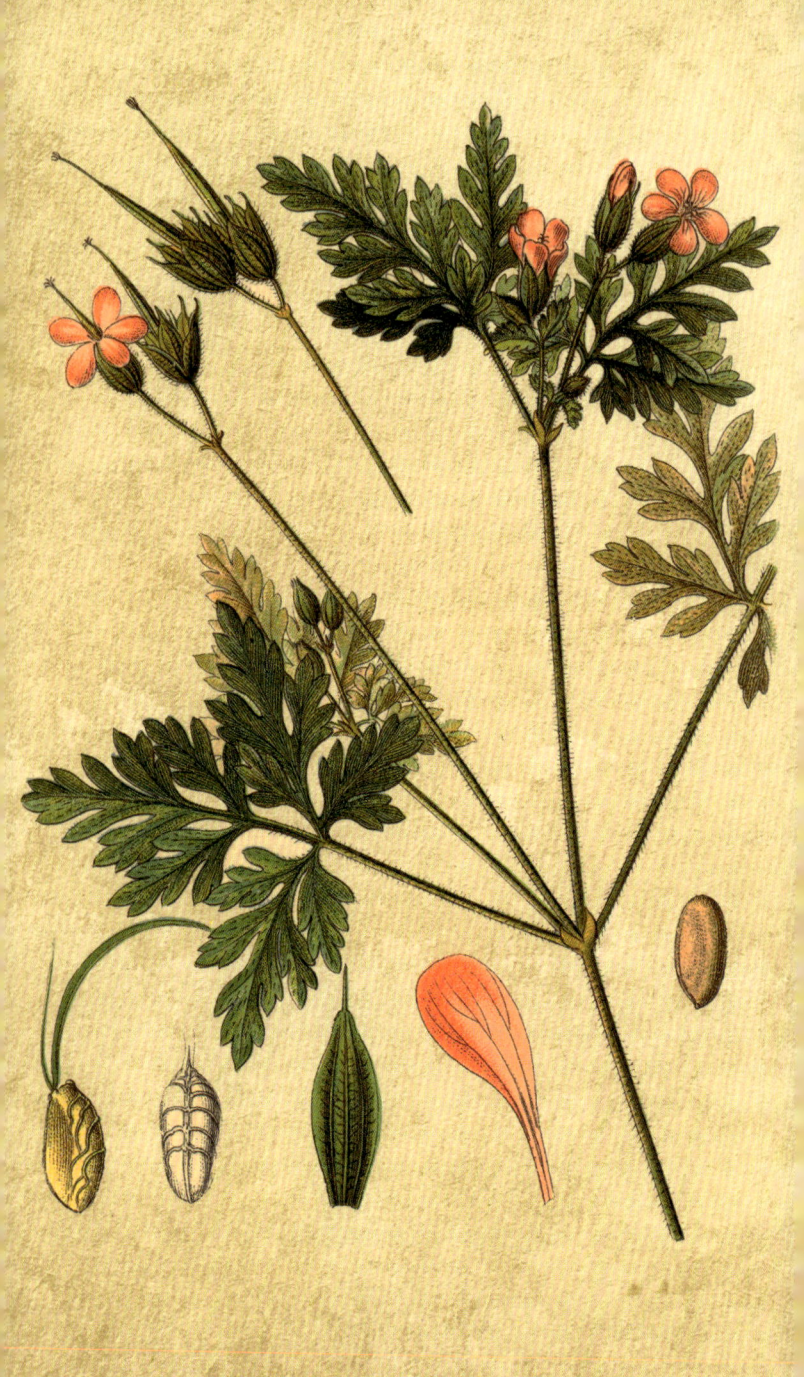

Ruprechtskraut

Geranium robertianum

Das Ruprechtskraut ist auch unter dem wenig schmeichelhaften Namen Stinkender Storchschnabel bekannt. Durch seinen Gehalt an ätherischem Öl verströmt es einen markanten Geruch. Den intensiven Geruch hat das Ruprechtskraut mit vielen seiner Verwandten aus der Familie der Storchschnabelgewächse gemeinsam. Zu dieser Familie zählt auch die vielleicht beliebteste aller Zierpflanzen, die Geranie.

Ruprechtskraut wird 20 bis 40 cm hoch und blüht rosafarben. Nach der Blüte bildet die Pflanze eine Frucht, die an einen Schnabel erinnert, daher der Name.

Das Ruprechtskraut war bereits im Mittelalter als Heilpflanze bekannt und geschätzt. Hildegard von Bingen empfahl zur Förderung der Gesundheit, den Geruch der Pflanze täglich einzuatmen.

Auch wenn die Wissenschaft eine Wirkung, die über das Übliche einer Gerbstoffdroge hinausgeht, bezweifelt, zählt das Ruprechtskraut in der Naturheilkunde noch immer zu den geschätzten Heilpflanzen.

Dank ihres Gehalts an Gerbstoffen wirkt die Pflanze adstringierend und entzündungshemmend und hilft so bei der Wundheilung. Auch bei Durchfall und Schleimhautentzündungen im Magen-Darm-Bereich und im Mund wird das Ruprechtskraut angewandt. Es entgiftet und wirkt blutreinigend, es aktiviert die Lymphdrüsen und ist antimikrobiell. Darüber hinaus wirkt es leicht harntreibend. Äußerlich kann es bei Ekzemen und Hämorrhoiden verwendet werden. Häufig wird stillenden Müttern mit entzündeten Brustwarzen empfohlen, am besten den frischen Pflanzensaft zu verwenden.

INHALTSSTOFFE: Bitterstoffe, Gerbstoffe, Flavonoide, ätherisches Öl

VERWENDBARE PFLANZENTEILE: Kraut, Wurzel

ANWENDUNGSFORM: Tee, Tinktur, Saft

ANWENDUNGSGEBIETE: Ekzeme, Entzündungen, Schleimhautentzündungen, Durchfall, Hämorrhoiden

Rezepte

Ruprechtskraut
Geranium robertianum

**KRÄUTERMASKE BEI VERSCHIEDENEN HAUTERKRANKUN-
GEN, EKZEMEN, FLECHTEN (DAS SIND BESTIMMTE HAUT-
PILZE), BEI NÄSSENDEN WUNDEN:**

Die frischen Blätter oder der Pflanzensaft aus der ganzen Pflanze
werden direkt aufgelegt. Man kann aber auch die Blätter in Olivenöl einlegen und 3 Wochen an der Sonne ziehen lassen. Das Öl
mit Hafermehl vermischen und als Maske oder Auflage auflegen.
Die Mischung ist im Kühlschrank ca. 4 Wochen haltbar.

**TEE ZUR ANREGUNG DER LYMPHGEFÄSSE, BEI CHRONI-
SCHEN DARMENTZÜNDUNGEN, BEI UNERFÜLLTEM KINDER-
WUNSCH:**

1 Teelöffel frisches oder getrocknetes Kraut mit 250 ml kochendem Wasser übergießen, 5 Minuten ziehen lassen, 2 Tassen pro
Tag vor den Mahlzeiten trinken.

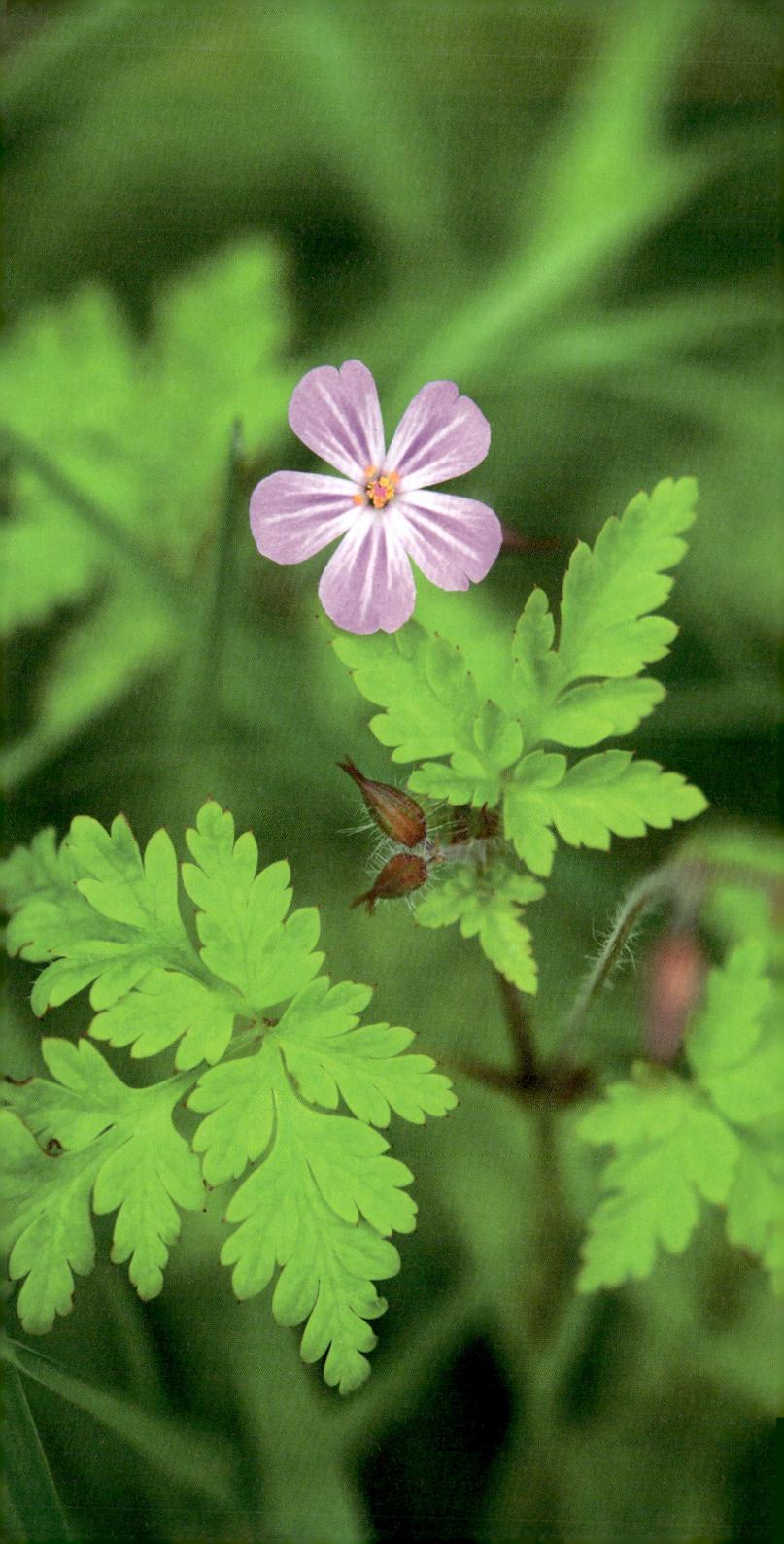

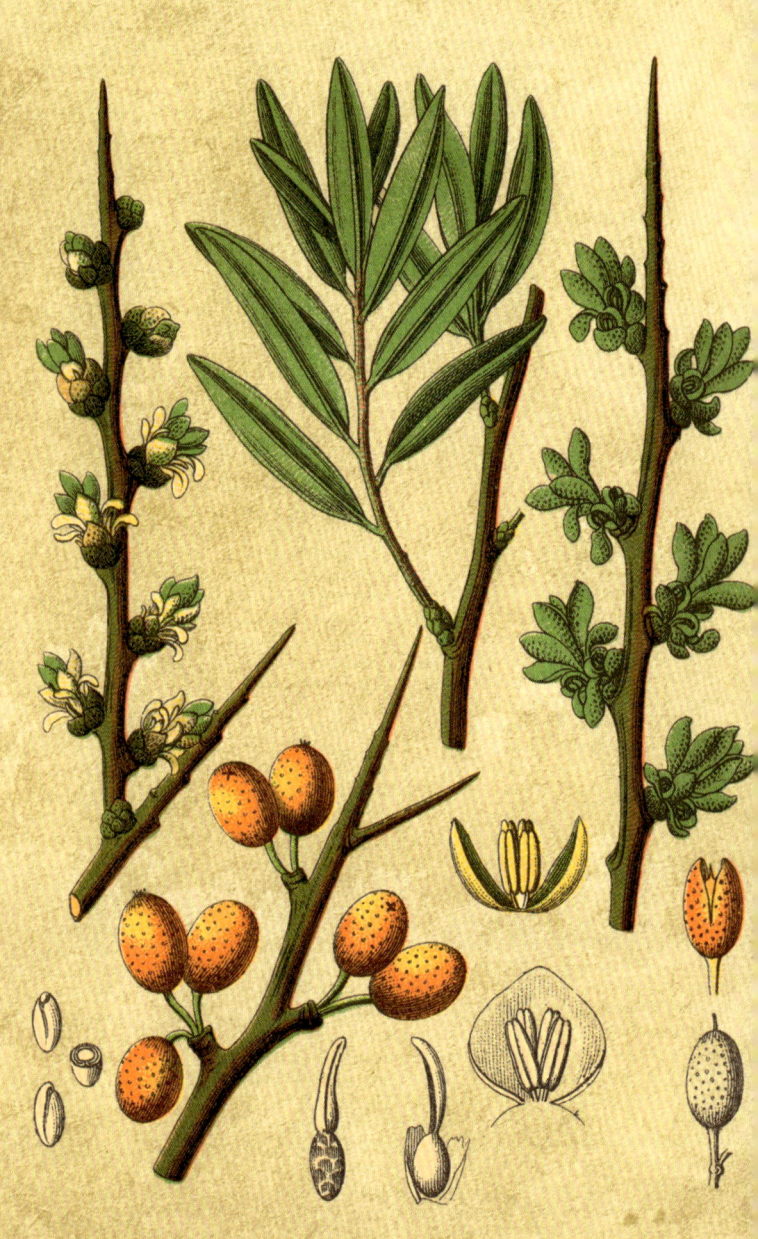

Sanddorn

Hippophae rhamnoides

Ein «Kraut» im eigentlichen Sinne ist der Sanddorn natürlich nicht, sondern ein Strauch. Als häufiger Bewohner von Dünenlandschaften gehört er zu den typischen Pflanzen der Ostseeküste, wenngleich man ihn verstreut auch im ganzen Bundesgebiet antreffen kann. Seine ursprüngliche Heimat ist Asien, als Neophyt (eingewanderte Art) breitete er sich auch in Europa aus. Die Pflanze bevorzugt helle Standorte und gedeiht auch auf kargem, sandigen Boden, in dem sie dank ihrer weitreichenden Wurzeln problemlos Halt findet.

An dem ansonsten recht unscheinbaren dornigen Strauch fallen vor allem die meist dicht wachsenden, orangeroten Beeren auf, die oft bis zum Winteranfang sichtbar sind. Sie sind wahre Vitaminbomben: Besonders der hohe Gehalt an Vitamin C – der höher ist als der von Zitrusfrüchten – macht Sanddornprodukte zu effektiven Helfern des Immunsystems. Für den Rohgenuss sind die Beeren allerdings zu sauer, eher verwendet man Sanddornprodukte als Beigabe, etwa zu Fruchtsaftmischungen oder in Form eines Sirups. Gerade bei Vitaminmangel im Winter ist Sanddorn ein guter Vitaminlieferant. Sowohl das Fruchtfleisch als auch die Kerne enthalten Öl, das besonders bei der Wundheilung zum Einsatz kommen kann. Sanddorn wird dank seines markant-angenehmen Aromas auch zu Marmeladen und Likören verarbeitet.

INHALTSSTOFFE: hoher Gehalt an Ascorbinsäure (Vitamin C), außerdem Beta-Carotin, Flavonoide, Gerbstoffe, Öl, Vitamin B-12

VERWENDBARE PFLANZENTEILE: Beeren, Fruchtsaft, Fruchtfleisch sowie Öl aus den Kernen

ANWENDUNGSFORM: Saft, Sirup, Fruchtmus, Öl

ANWENDUNGSGEBIETE: Unterstützung des Immunsystems, Infekte, Wundheilung (Öl), Sonnenbrand (Öl)

Rezepte

Sanddorn
Hippophae rhamnoides

**TEE AUS DEN BLÜTEN BEI RHEUMATISCHEN ERKRANKUN-
GEN UND HAUTERKRANKUNGEN:**
1 Teelöffel Blüten, 1 Teelöffel Brennnesselblätter, 1 Teelöffel
Odermennigkraut mit 250 ml kochendem Wasser übergießen,
2 Minuten ziehen lassen, abseihen. 3 Tassen pro Tag trinken.

**LIKÖR AUS DEN FRISCHEN BEEREN ZUR VERSORGUNG
MIT VITAMIN A UND VITAMIN C UND ZUR ALLGEMEINEN
GESUNDHEITSFÖRDERUNG:**
100 g Beeren werden mit 400 ml Obstbrand vermischt und zim-
merwarm 4 Wochen stehen gelassen. Dabei immer wieder durch-
schütteln, aber darauf achten, dass die Beeren immer mit Alkohol
bedeckt sind. Nach der Ziehzeit abseihen und mit maximal 50 g
Kandiszucker versetzen. Den Likör im Kühlschrank aufbewahren
und immer mal wieder ein Schnapsglas trinken.

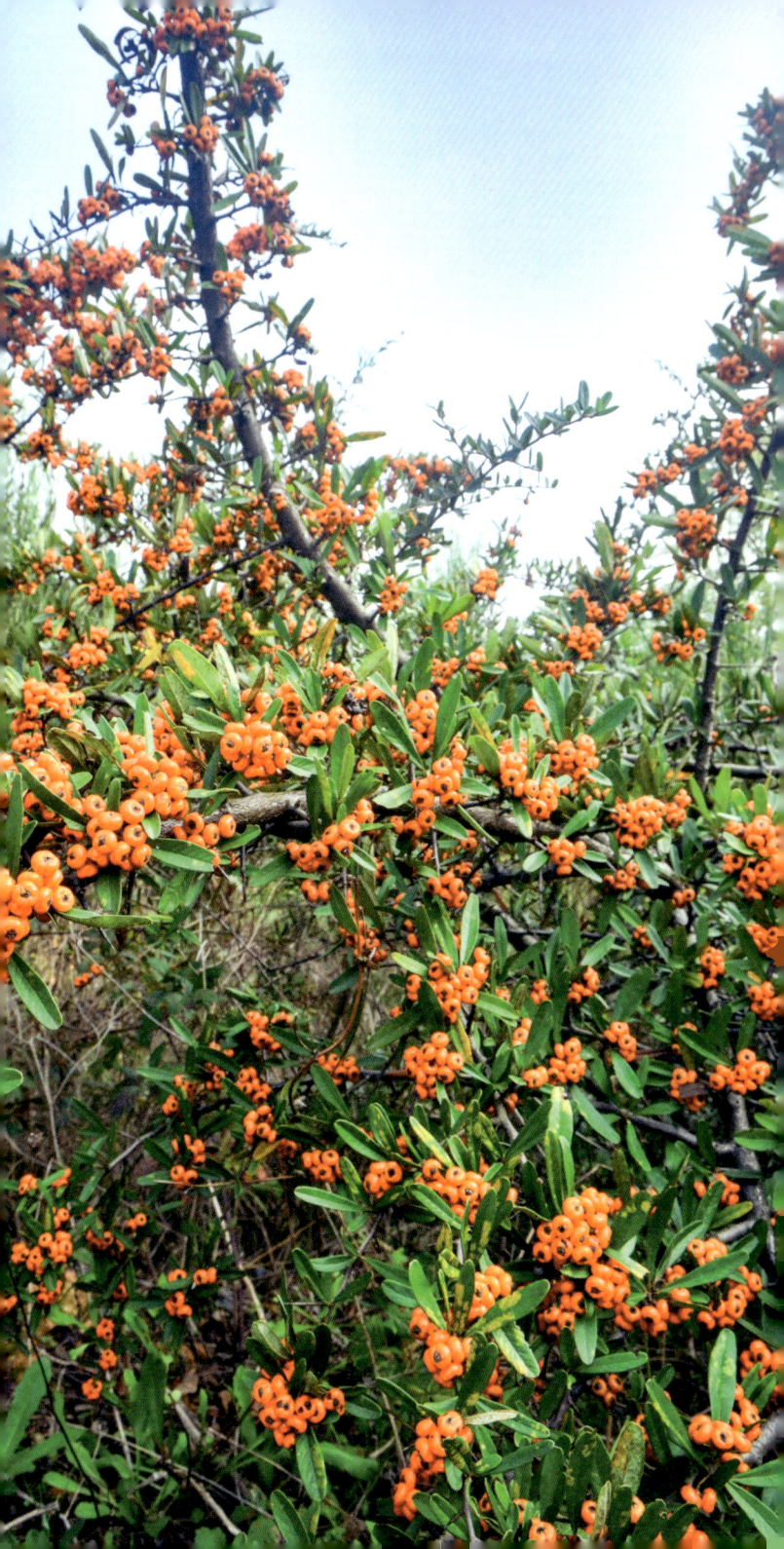

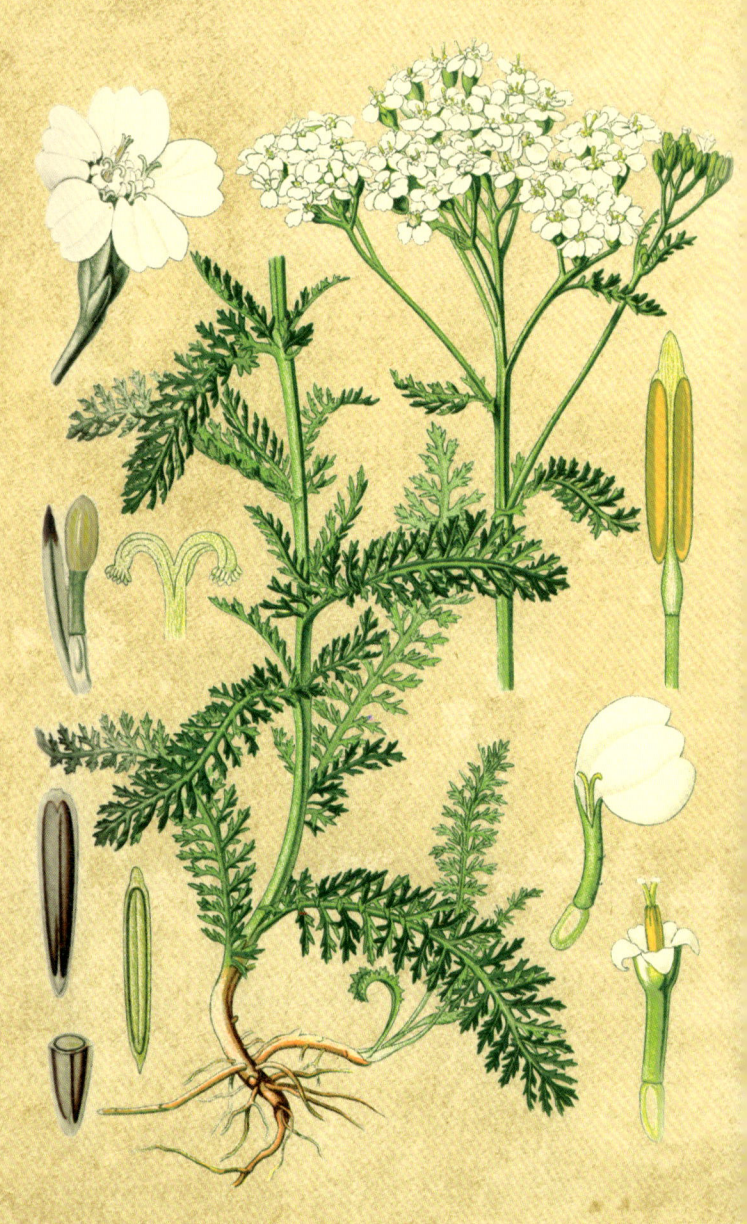

Schafgarbe
Achillea millefolium

Der lateinische Name – Achillea – geht zurück auf den griechischen Helden von Troja, Achill, der die Pflanze zur Wundheilung verwendet haben soll. Die Gerbstoffe in der Schafgarbe sind Grundlage für vielerlei Heilanwendungen der Pflanze. Sie sorgen zum Beispiel bei Hautverletzungen für eine gute Heilung. Sie verbinden sich mit dem aus der Wunde austretenden Eiweiß verletzter Zellen und bilden eine Art erste Kruste und damit einen Wundverschluss. Diese Eigenschaft lässt sich auch in Hautcremes oder einem Kräuterlikör nutzen.

Die überall vorkommende Pflanze sollte ein Muss in jedem Wildkräuteressen sein. Die leicht bitter und herb schmeckenden Blättchen sind aber auch gut für eine Schafgarbenbutter, sie aromatisieren Suppen und Salate und geben auch einer Kräuterlimonade eine eigene Note.

Die drei wichtigen Inhaltsstoffe der Schafgarbe – Gerbstoffe, Bitterstoffe und ätherische Öle – machen die Heilpflanze für vielerlei Beschwerden anwendbar. Die Bandbreite reicht von Regulierung bei Monatsbeschwerden über Magen- und Darmproblemen bis hin zu äußerlichem Gebrauch bei allerlei Hautproblemen. Sie wirkt entzündungshemmenden und krampflösend.

INHALTSSTOFFE: ätherische Öle, Gerbstoffe, Bitterstoffe, Flavonoide

VERWENDBARE PFLANZENTEILE: alle oberirdischen Pflanzenteile einschließlich der Blüten

ANWENDUNGSFORM: als Wildkraut in Salaten, Schafgarbenbutter, als Tee zum Gurgeln oder Waschen, Hautcreme, Magenbitter

ANWENDUNGSGEBIETE: Verletzungen, Magen-Darm-Verstimmungen

TIPP: Vor der Anwendung als selbst hergestellte Creme sollte erst die Hautverträglichkeit getestet werden, z.B. auf dem Handrücken.

Rezepte

Schafgarbe
Achillea millefolium

TEE BEI ÜBELKEIT, VERDAUUNGSPROBLEMEN UND MAGEN-SCHWÄCHE:

1 Teelöffel Schafgarbenkraut, 2 Teelöffel Pfefferminze, ½ Teelöffel Kalmuswurzel (aus der Apotheke), ½ Teelöffel Bitterorangenschalen (aus der Apotheke) werden mit 500 ml kochendem Wasser übergossen, 3 Minuten ziehen gelassen und anschließend abgegossen. Pro Tag 3 Tassen trinken.

TINKTUR BEI MENSTRUATIONSPROBLEMEN, BEI MAGEN- UND DARMPROBLEMEN, BEI DURCHFALL, BEI BAUCH-KRÄMPFEN ALLER ART:

100 g frisches Schafgarbenkraut werden mit 500 ml Wodka versetzt und 14 Tage stehen gelassen. Darauf achten, dass die Pflanzenteile immer vom Alkohol bedeckt sind. Anschließend gründlich absehen und in Tropfflaschen füllen. Bei Bedarf 3 mal täglich 10–15 Tropfen mit etwas Wasser vermischt einnehmen.

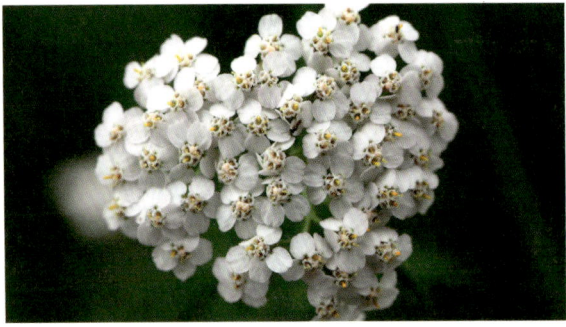

Bei der Berührung der Pflanze kann es in seltenen Fällen zu allergischen Reaktionen kommen.

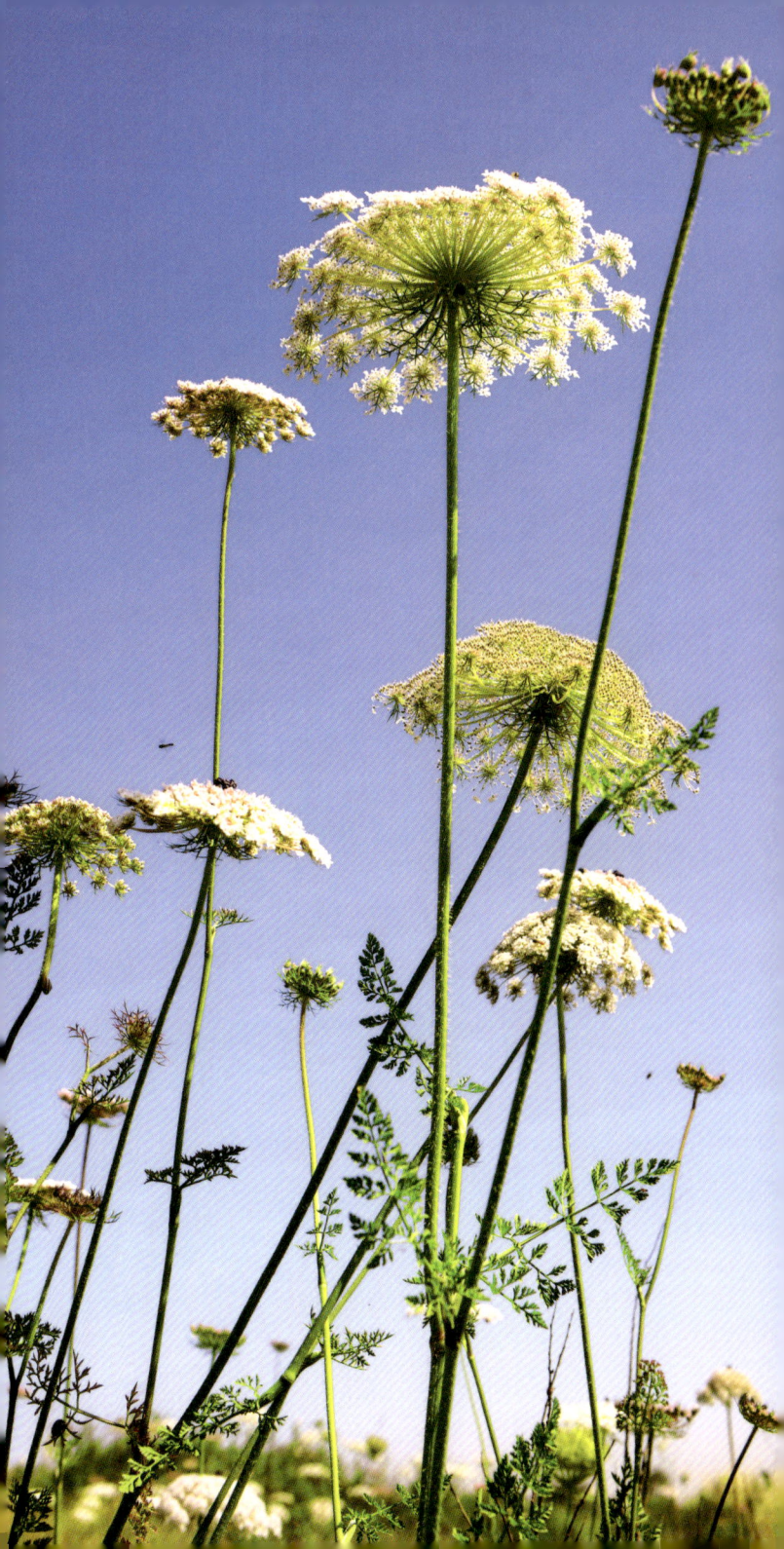

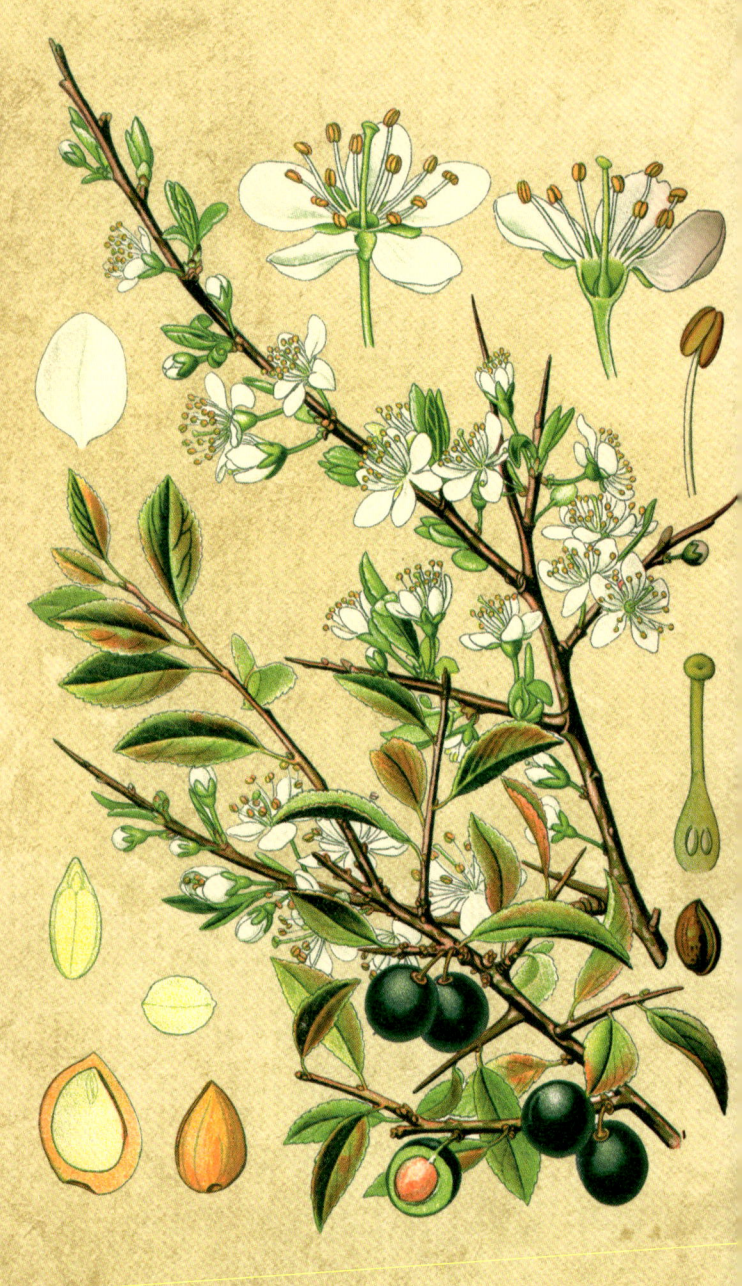

Schlehe

Prunus spinosa

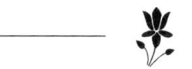

Jeder, der einmal versucht hat, eine Schlehe zu probieren wird dieses herbe Erlebnis wohl nicht mehr vergessen. Die dunklen Früchte ziehen einem förmlich den Mund zusammen. Und nach diesem einen Versuch werden die restlichen Schlehenfrüchte garantiert in Ruhe gelassen. Es sei denn, man kennt sich aus und sammelt die Früchte trotzdem – am besten kurz vor den zu erwartenden ersten Frostnächten. Denn in der Tiefkühltruhe lässt sich das ganz bequem von allein erledigen, was in einer Frostnacht mit den Schlehenfrüchten auch passieren würde. Die tiefen Temperaturen sorgen in den Schlehenzellen dafür, dass sich spitze Eiskristalle bilden, die die inneren Zellstrukturen förmlich zerschneiden. Wenn die Früchte dann auftauen – wie in der Natur am folgenden Tag –, mischen sich jetzt Zellteile miteinander, die zuvor schön getrennt gelagert waren und und nun miteinander reagieren. Durch diese natürliche, chemische Reaktion werden die herben Gerbstoffe an in der Zelle vorhandene Eiweiße gebunden – und geschmacklich »unschädlich« gemacht. Mit dem praktischen Ergebnis: die Schlehen schmecken ein paar Stunden nach Frost (welcher Art auch immer) plötzlich angenehm süßlich, manche sagen: nach Kirschen. Die Gerbstoffe sind also einerseits ein wirkungsvoller Fraßschutz, sorgen auf der anderen Seite aber auch dafür, dass die Eiweiße angreifender Mikroorganismen gebunden und damit unschädlich gemacht werden. Verbinden sich also Gerbstoffe mit Eiweißen, entsteht eine Art »Kruste«, die für Mikroorganismen undurchdringlich ist. Darunter kann das angegriffene Gewebe wieder heilen.

INHALTSSTOFFE: Gerbstoffe, Vitamin C (geht beim Erhitzen verloren), Farbstoffe (Antioxidantien)

ANWENDUNGSFORM: getrocknete oder kandierte Früchte, Saft, Likör, Essig

ANWENDUNGSGEBIETE: Verdauungsprobleme, als Essig gegen Hautprobleme (darauf achten, dass hier kein Zucker eingesetzt wurde)

Rezepte

Schlehe
Prunus spinosa

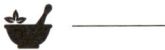

**TEE AUS DEN BLÜTEN ZUR BLUTREINIGUNG UND ALLGEMEI-
NEN STÄRKUNG NACH DEM WINTER IM FRÜHJAHR:**
2 Teelöffel getrocknete Blüten mit 250 ml kochendem Wasser
übergießen, 3 Minuten ziehen lassen, abseihen und 3 Tassen pro
Tag trinken. Die getrockneten Blüten können auch mit in jeden
Haustee gegeben werden.

SCHLEHENSCHNAPS ZUR STOFFWECHSELANREGUNG:
Die getrockneten Früchte (vorher bitte den Frost abwarten oder
ins Gefrierfach legen) in ein Glas füllen, die Schalen einer Biozi-
trone und einer Bioorange dazugeben, mit Schnaps übergießen,
sodass alle Früchte mit Alkohol bedeckt sind. 2–3 Monate an
einem zimmerwarmen Ort ziehen lassen, anschließend abseihen
und in Flaschen abfüllen. Immer mal wieder ein Schnapsglas
trinken.

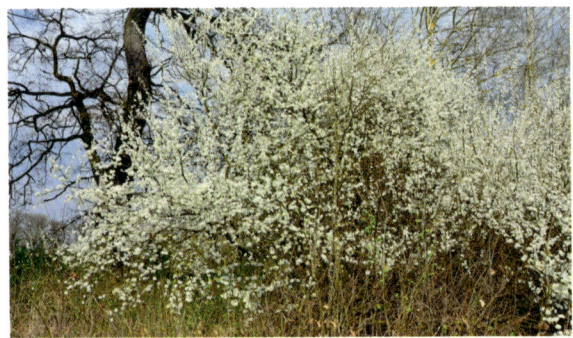

Man verwendet sowohl die Blüten als auch die Früchte der Schlehe.

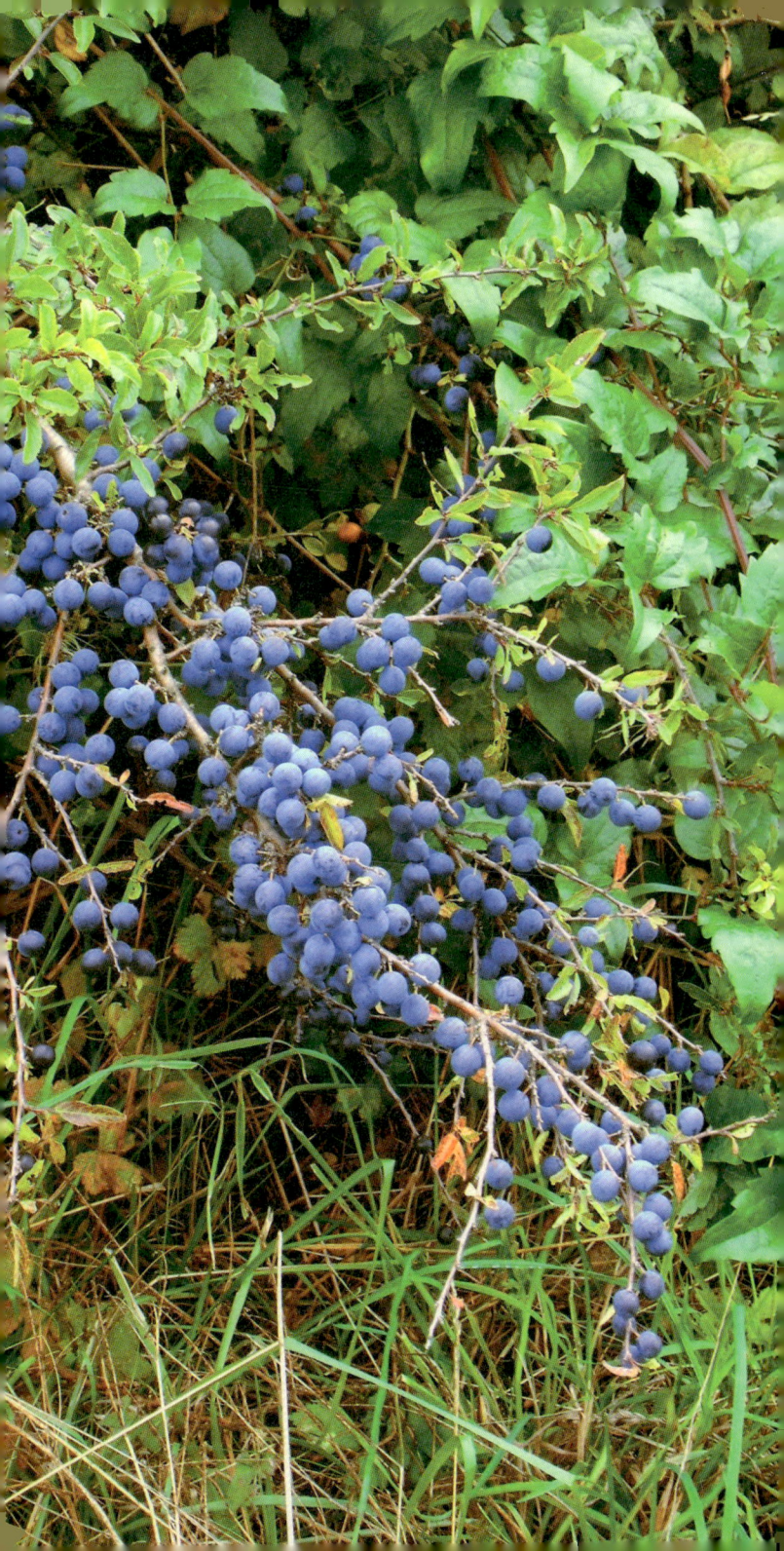

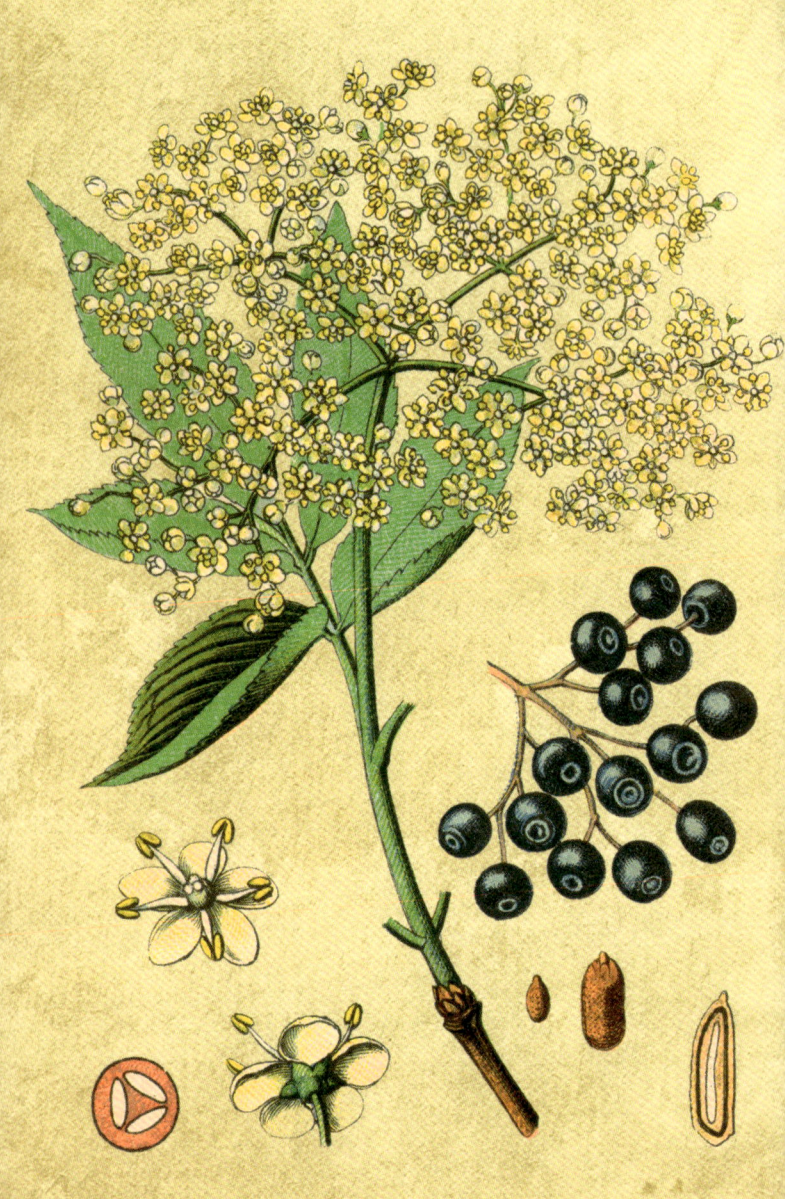

Schwarzer Holunder

Sambucus nigra

Der weiß blühende Schwarze Holunder ist ein typischer Vertreter der Wildhecken. In der traditionellen Volksmedizin genießt er seit Jahrhunderten hohe Wertschätzung. Die reifen Beeren können getrocknet im Winter als Vitamin-C- Spender genutzt werden, denn beim Trocknen bleibt ein Großteil des Vitamin C erhalten. Auch die Blüten kann man getrocknet verwenden – sie gelten als hervorragendes Hausmittel zur Vorbeugung gegen Erkältungskrankheiten (die Farbstoffe stärken als Antioxidantium das Immunsystem). Als »Fliederbeertee« (eigentlich Holunderbeertee) setzt man ihn dank seiner schweißtreibenden Eigenschaft bei Fieber ein. In der Rinde finden sich viele Gerbstoffe, weshalb in der Volksheilkunde auch Präparate aus Holunderrinde gegen Übelkeit und Durchfall gegeben werden.

INHALTSSTOFFE: Farbstoffe, Vitamin C (geht beim Erhitzen allerdings verloren), Gerbstoffe, Sambunigrin

VERWENDBARE PFLANZENTEILE: reife Blüten und Früchte, in der Volksmedizin wegen des Gerbstoffanteils in besonderen Fällen auch Rinde und Blätter

ANWENDUNGSFORM: Blüten für Getränke, Sirup und »Hollerküchlein«, Früchte als Saft konserviert, Früchte trocknen und später »lutschen« (Vitamin C ist hier erhalten geblieben) oder für Tee verwenden

ANWENDUNGSGEBIETE: Stärkung des Immunsystems, Erkältungen, die Volksheilkunde verwendet auch Rinde oder Blätter gegen Rheuma und Magen-Darm-Verstimmungen

Rezepte

Schwarzer Holunder
Sambucus nigra

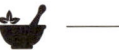

TEE BEI HUSTEN, ERKÄLTUNGEN, GRIPPALEN INFEKTEN:
2 Teelöffel getrocknete Holunderblüten, 1 Teelöffel getrocknete
Weidenrinde, 1 Teelöffel getrocknetes Thymiankraut, 2 Teelöffel
echte Schlüsselblumenblüten oder Malvenblüten werden mit
500 ml kochendem Wasser übergossen, 3 Minuten ziehen lassen,
abseihen. So heiß wie möglich schluckweise trinken, eventuell mit
Honig süßen und sich unbedingt warm halten.

**HOLUNDERWODKA ZUR STÄRKUNG, FÜR DAS IMMUNSYS-
TEM IM WINTER:**
1 l frisch gepresster Beerensaft wird mit 150 g Zucker und 3 Ge-
würznelken abgekocht und abgekühlt. Anschließend mit 250 ml
Wodka versetzt und in Flaschen abgefüllt. Pro Tag 1–2 Schnaps-
gläser trinken, sobald sich ein Gefühl von Erkältung einstellt. Darauf achten, dass die Beerenrückstände sauber abfiltriert werden.

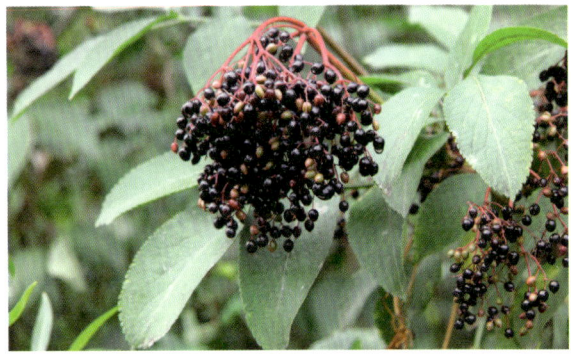

Die Früchte des Schwarzen Holunders sind nur gekocht genießbar.

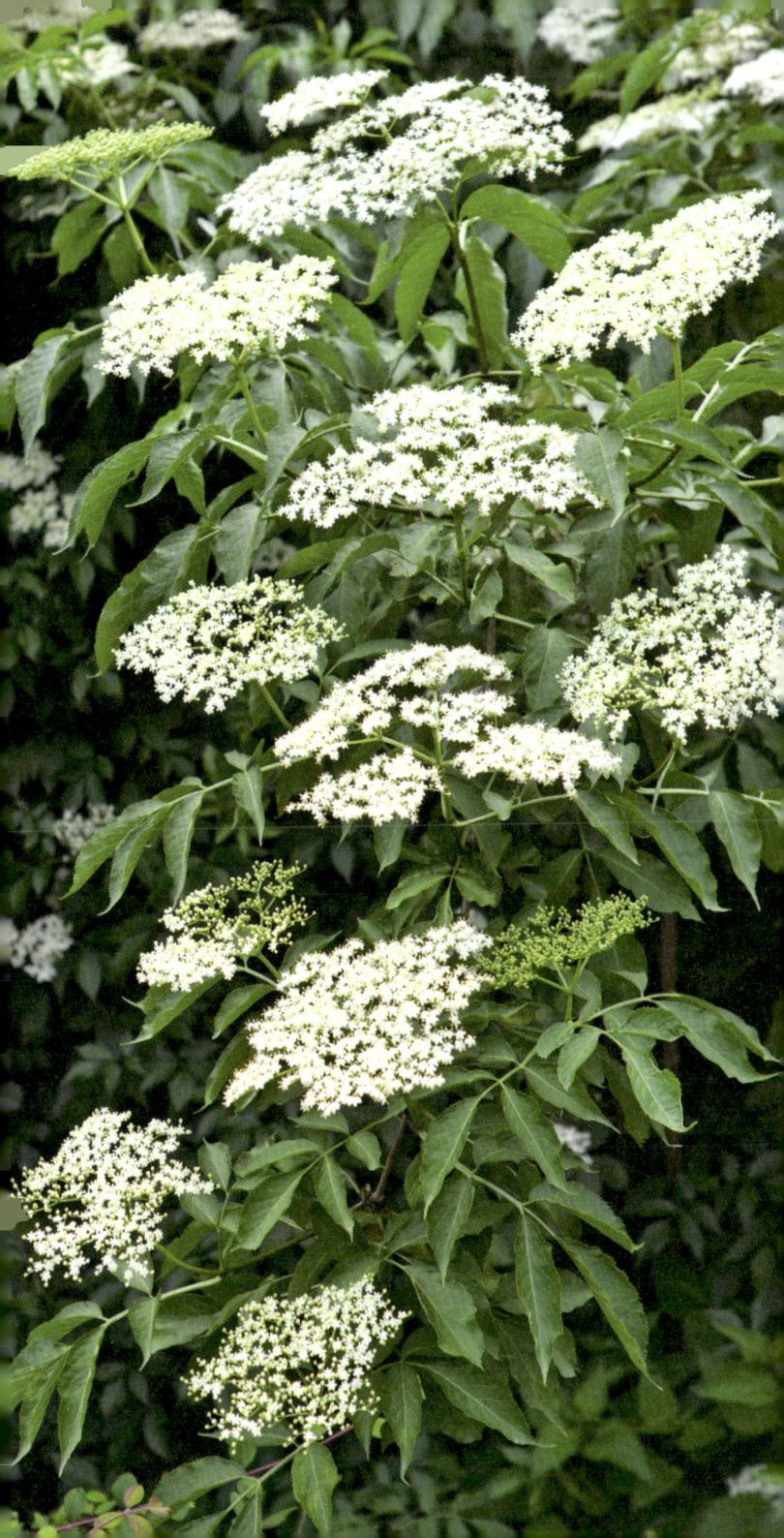

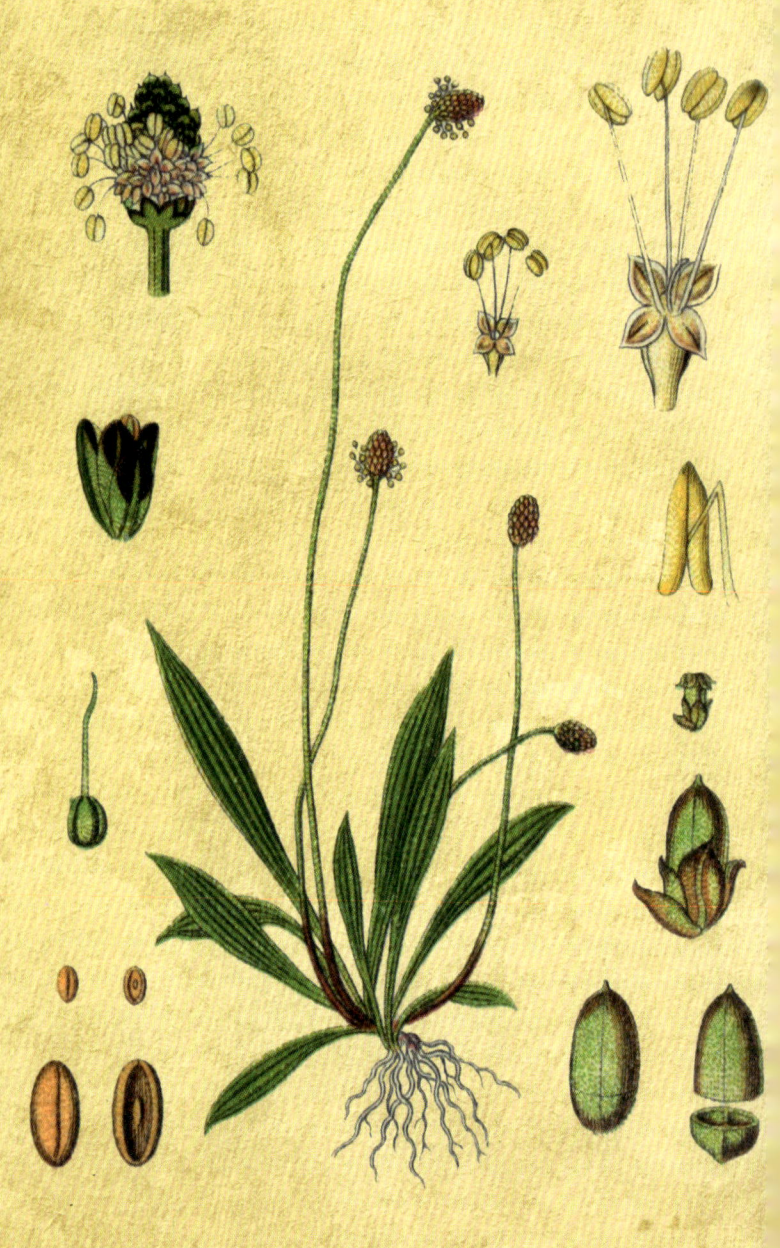

Spitzwegerich
Plantago lanceolata

Der »König des Weges«, so die Bedeutung seines deutschen Namens, wächst bevorzugt an sonnigen Standorten auf nährstoffreichem Boden, mittlerweile gilt er als weltweit verbreitet.

Der Spitzwegerich gehört zu den ältesten bekannten Heilpflanzen, schon in der Antike verwendete man seine Blätter zur Wundheilung. Er wirkt entzündungshemmend, reizlindernd, hustenstillend, schmerzlindernd, adstringierend. Er bietet eine Wirkstoffkombination, die ideal geeignet ist zur äußerlichen Behandlung von Wunden und Hautentzündungen sowie innerlich zur Behandlung von Atemwegserkrankungen. Die enthaltenen Gerbstoffe wirken adstringierend, sie stillen also Blutungen. Schleimstoffe erzeugen einen schützenden Film, der sich über Schleimhäute legt und sie unempfindlicher gegen Reizungen macht. So hilft er zum Beispiel hervorragend dabei, Reizhusten zu stillen. Der frische Pflanzensaft wirkt stark antibiotisch, allerdings geht diese Wirkung verloren, wenn man die Blätter als Tee zubereitet. Aufgrund dieser antibiotischen Wirkung wurde der Spitzwegerich auch schon als natürliches Antibiotikum bei Wundverbänden eingesetzt. Die Pflanze eignet sich auch als Erste-Hilfe-Apotheke unterwegs: Wanderer können Hautverletzungen behandeln, indem sie die frischen Blätter des Spitzwegerichs zerreiben und den austretenden Pflanzensaft auf die Wunde auftragen. Wechsel- und Nebenwirkungen sind keine bekannt.

Die quellfähigen Samen wurden früher auch als Abführmittel verwendet.

INHALTSSTOFFE: Schleimstoffe, Flavonoide, Gerbstoffe, Glykoside

VERWENDBARE PFLANZENTEILE: Blätter, Samen

ANWENDUNGSFORM: Tee, Sirup, Saft, Tinktur

ANWENDUNGSGEBIETE: Atemwegserkrankungen, Schleimhautentzündungen, Hautentzündungen, Neurodermitis

Rezepte

Spitzwegerich
Plantago lanceolata

TINKTUR MIT ANTISEPTISCHER WIRKUNG BEI SCHLEIMHAU-TENTZÜNDUNGEN:

50 g Thymian, 30 g Salbeiblätter, 20 g Spitzwegerichblätter mit 500 ml Wodka übergießen, 10 Tage ziehen lassen, abseihen. Pro Tag 30–50 Tropfen in ein Glas lauwarmes Wasser geben zum Gurgeln und Mundspülen.

TEE BEI HUSTEN UND ERKÄLTUNG:

30 g Spitzwegerichblätter, 30 g Huflattichblätter, 30 g Malvenblüten, 40 g Königskerzenblüten ergeben 100 g Teemischung, davon 1 Esslöffel mit 250 ml heißem Wasser übergießen, 5 Minuten ziehen lassen, abseihen, pro Tag 3–4 Tassen trinken.

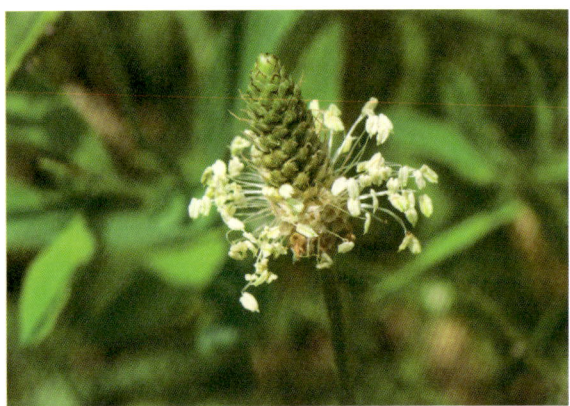

Die Blüten des Spitzwegerich erinnern an ein Karussell.

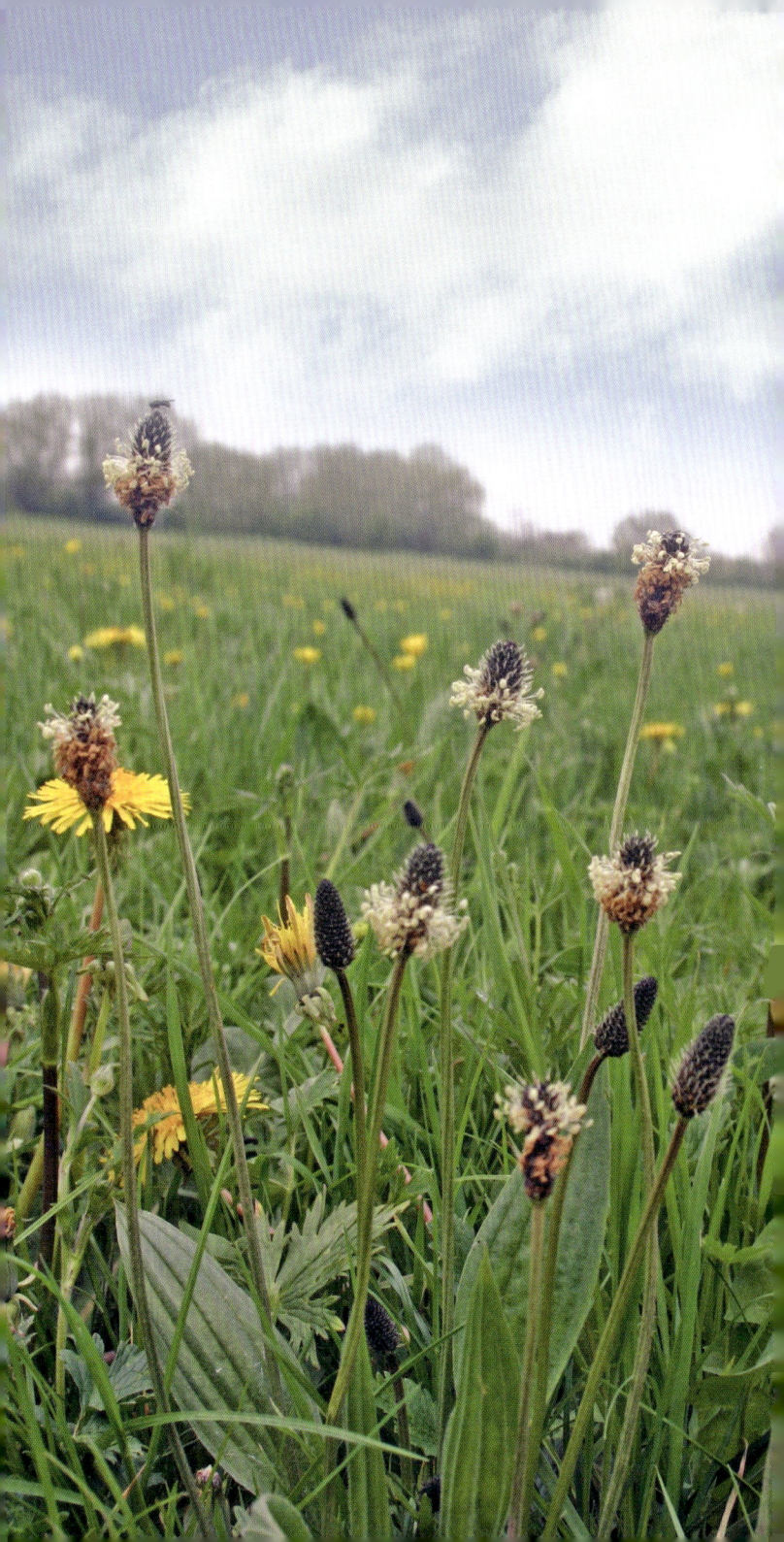

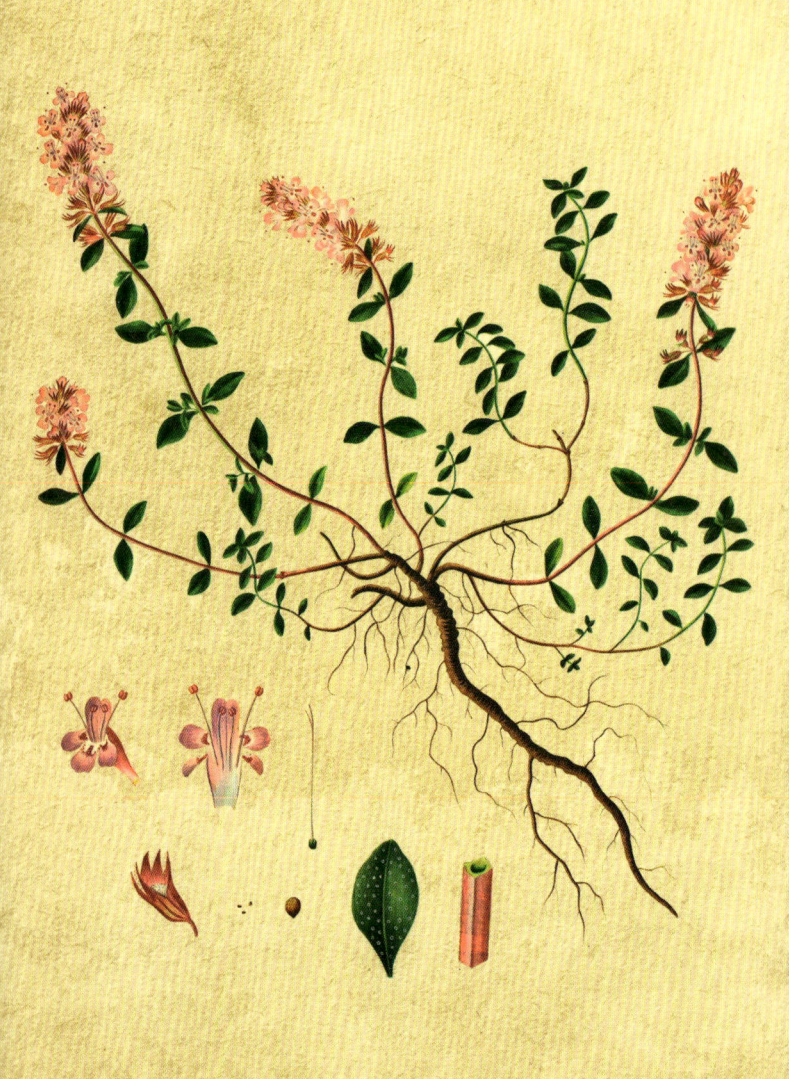

Thymian / Sand-Thymian
Thymus pulegioides / Thymus serpyllum

Thymian zählt zur Familie der Lippenblütler. Ursprünglich kommen die Thymian-Arten aus dem Mittelmeerraum, einige sind mittlerweile bei uns heimisch. Der Gewöhnliche Thymian wächst an kalkarmen, sonnigen und trockenen Standorten. Die Pflanze wird in der Regel kaum höher als 20 cm. Sie blüht im Hochsommer, die Blüten sind blassviolett. Als Zierpflanze sieht man sie oft in Steingärten.

Thymian ist eine wichtige Gewürzpflanze und wird schon seit der Antike als Heilpflanze verwendet. Wichtigster medizinisch wirksamer Inhaltsstoff der als Heilpflanzen genutzten Thymian-Arten ist das ätherische Öl, das vor allem aus Thymol und Carvacol besteht. Thymian wirkt antiseptisch, fungizid, bakterizid, entzündungshemmend, schleimlösend und krampflösend.

Durch die Kombination aus desinfizierender und schleimlösender Wirkung ist er ein ideales Heilmittel bei Bronchitis, Husten und Halsentzündungen. Für einen wirksamen Hustentee kann man auch auf den Echten Thymian zurückgreifen, der in den meisten Gewürzregalen steht und in dem die Wirkstoffe noch stärker konzentriert sind. Die meisten Hustentees enthalten Thymian.

Die krampflösende Wirkung hilft bei Blähungen.

Wenn Sie den Sand-Thymian im Garten oder auf dem Balkon anpflanzen, tun Sie damit gleichzeitig der Natur etwas Gutes, denn die Pflanze ist eine Bienenweide.

INHALTSSTOFFE: ätherisches Öl, Flavonoide, Triterpene, Gerbstoffe

VERWENDBARE PFLANZENTEILE: das blühende Kraut

ANWENDUNGSFORM: Tee, Tinktur

ANWENDUNGSGEBIETE: grippale Infekte, Halsentzündungen, Husten, Bronchitis, Pilzinfektionen

Rezepte

Thymian / Sand-Thymian
Thymus pulegioides / Thymus serpyllum

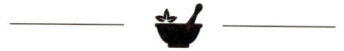

TINKTUR BEI HUSTEN, ABER AUCH BEI NERVENLEIDEN, SCHLAFLOSIGKEIT UND ZUR UNTERSTÜTZUNG BEI LEICHTEN DEPRESSIONEN:
200 g frischen Thymian in ein Glas mit Schraubverschluss geben, mit 500 ml Wodka übergießen, darauf achten, dass die Pflanze immer mit Alkohol bedeckt ist, 10 Tage ziehen lassen, sorgfältig abseihen. Pro Tag 3 mal 20 Tropfen einnehmen.

TEE AUS GETROCKNETEM THYMIANKRAUT BEI SCHWER VERDAUBAREM ESSEN ODER WENN MAN SICH SCHON DEN MAGEN VERDORBEN HAT, ZUR LINDERUNG DER BESCHWERDEN:
2 Teelöffel Kraut mit 250 ml kochendem Wasser übergießen, 10 Minuten ziehen lassen, abseihen, pro Tag höchstens 3 Tassen trinken.

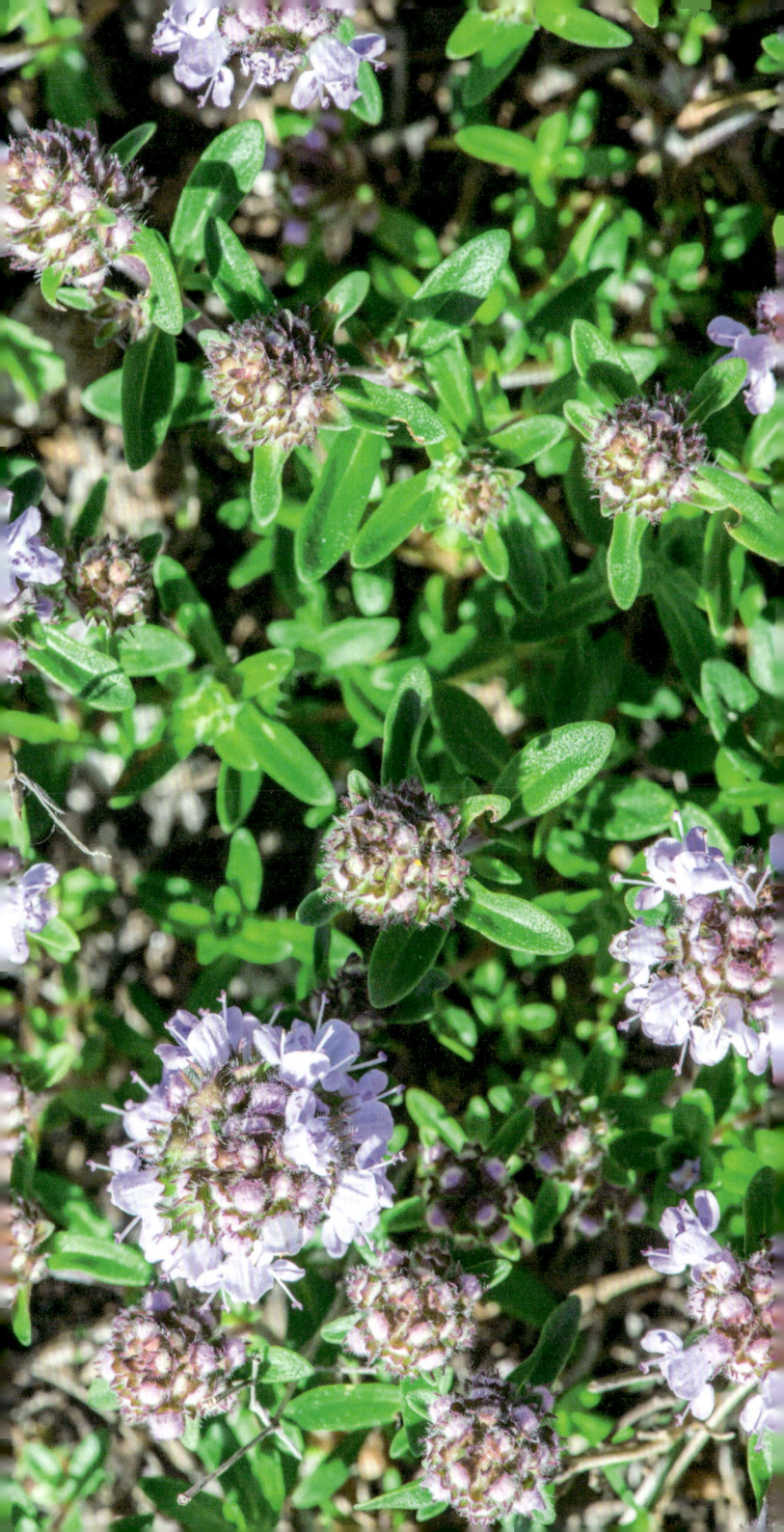

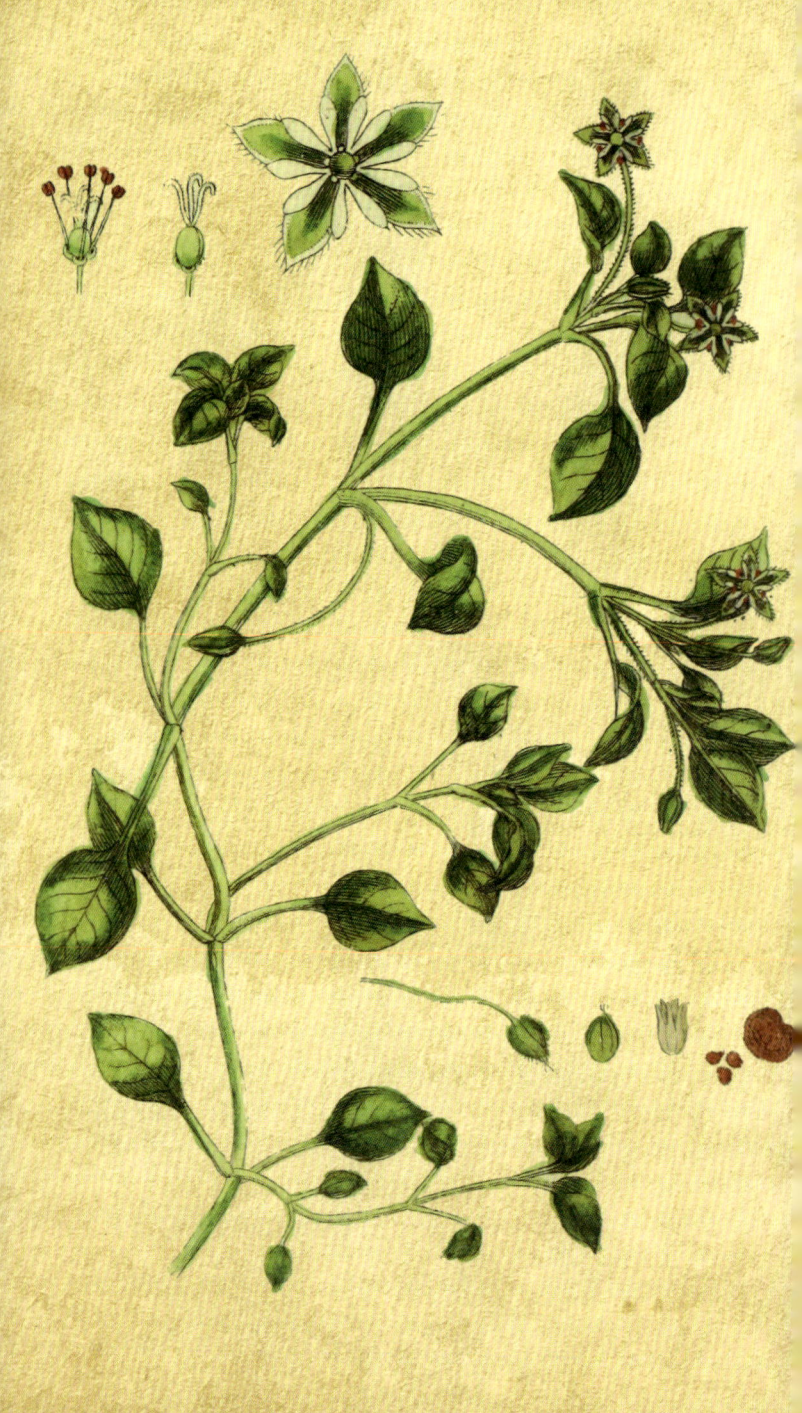

Vogelmiere
Stellaria media

Sie sieht so unscheinbar und verletzlich aus mit ihren keinen hellgrünen Blättern und ist doch eines der robustesten Ackerkräuter – für manche aus dem Garten nicht auszurotten.

Auf nährstoffreichen Böden oder am Komposthaufen kann sie ganze Polster bilden und ist – zumindest mit einer Schere – leicht zu ernten.

Ihr Geschmack nach jungen Maissprossen oder Erbsen wertet jeden Salat auf, sie ist immer frisch, knackig und voll aromatisch. Dank ihres Gehalts an Vitaminen und Mineralstoffen ist sie ein sehr gesundes Salatgemüse.

Dass die kleine Pflanze so widerstandsfähig ist, verdankt sie einer Stoffgruppe, die sich Saponine nennt – zu Deutsch: Seifenstoffe. Diese Seifenstoffe sind bei Kontakt mit Mikroorganismen in der Lage, Fett aus deren Hülle (Membranen) zu lösen. Und somit werden diese Membranen »löchrig« – und nun undicht, laufen die Mikroorganismen quasi aus, gehen also zugrunde. Auch bei uns liegt der desinfizierende Charakter des Händewaschens mit Seife darin, dass sie die Fette aus den Zellwänden von Mikroorganismen herauslösen. Und somit kommt es zu einer deutlichen Reduzierung von Mikroorganismen auf der Haut.

INHALTSSTOFFE: Saponine, Gerbstoffe, alle natürlichen Bodenmineralien

VERWENDBARE PFLANZENTEILE: alle oberirdischen, grünen Pflanzenteile einschließlich der Blüten

ANWENDUNGSFORM: als Tee zum Gurgeln oder Waschen, auch als Pflanzenpaste einsetzbar. Einer alten Überlieferung nach wurde aus Schweineschmalz und Vogelmiere eine Hautcreme hergestellt.

ANWENDUNGSGEBIETE: Halsentzündungen, Juckreiz und Ekzeme der Haut

Rezepte

Vogelmiere
Stellaria media

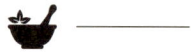

TEE BEI HUSTEN, ABER AUCH ALS WUNDAUFLAGE BEI SCHLECHT HEILENDEN WUNDEN:

2 Teelöffel Vogelmierenkraut, 1 Teelöffel Spitzwegerich, 1 Teelöffel Zinnkraut werden mit 500 ml kochendem Wasser übergossen, 5 Minuten ziehen lassen, abseihen, 3 Tassen pro Tag trinken. Für die Wundauflage eine Kompresse mit dem Tee tränken und auf die Wunden auflegen.

VOGELMIERENÖL ZUM EINREIBEN BEI GERÖTETER, GEREIZTER JUCKENDER HAUT:

Die trockene Pflanze wird zerkleinert und in ein Glas gegeben. Darüber füllt man so viel Olivenöl, dass alle Pflanzenteile mit Öl bedeckt sind. Die Mischung an der Sonne stehen lassen, nach 2 Wochen gut abseihen und in dunkle Flaschen füllen. Damit die Ölmischung länger haltbar ist, im Kühlschrank aufbewahren. Bei Bedarf die Haut damit einreiben, auch bei trockenen, rissigen Händen zu empfehlen.

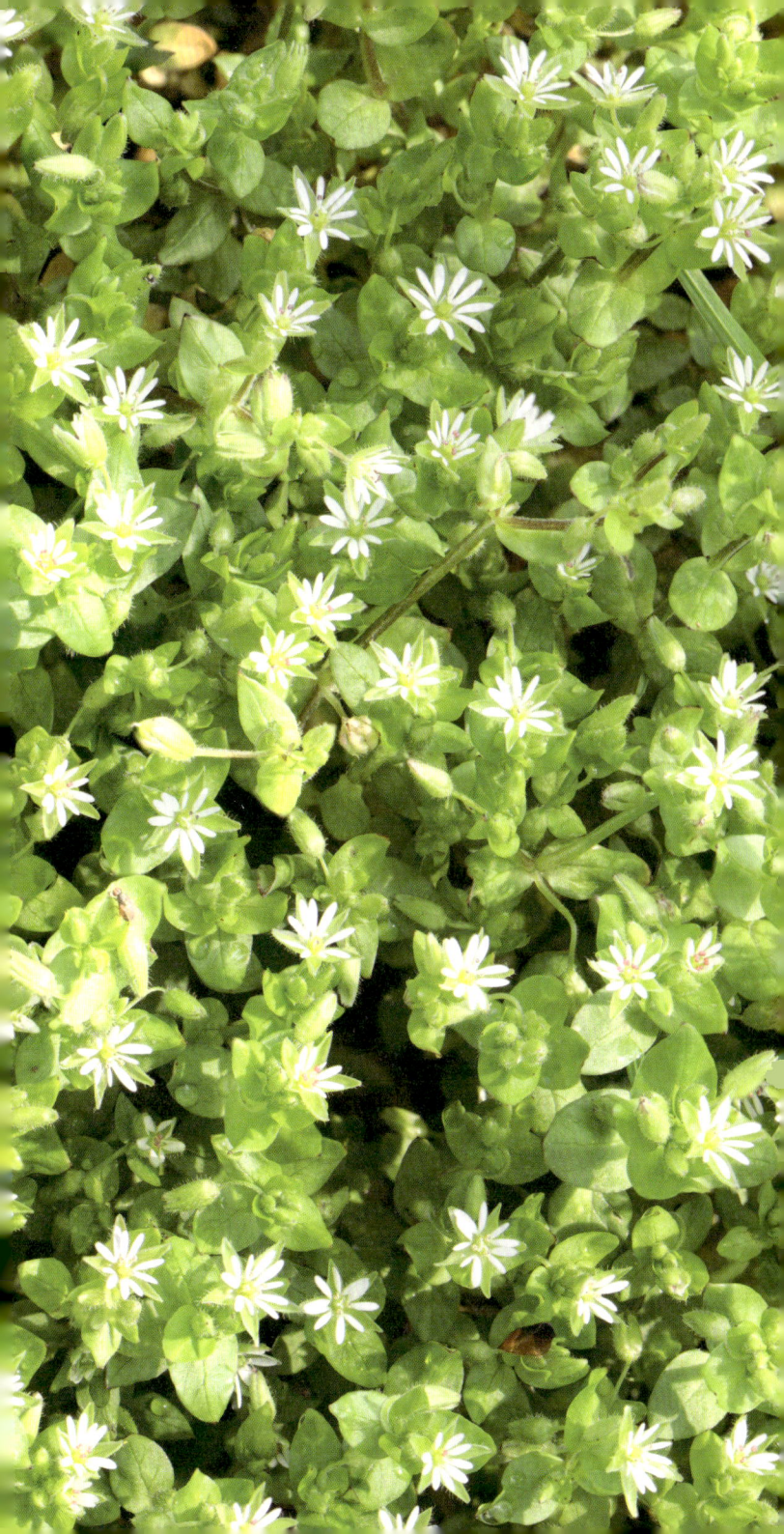

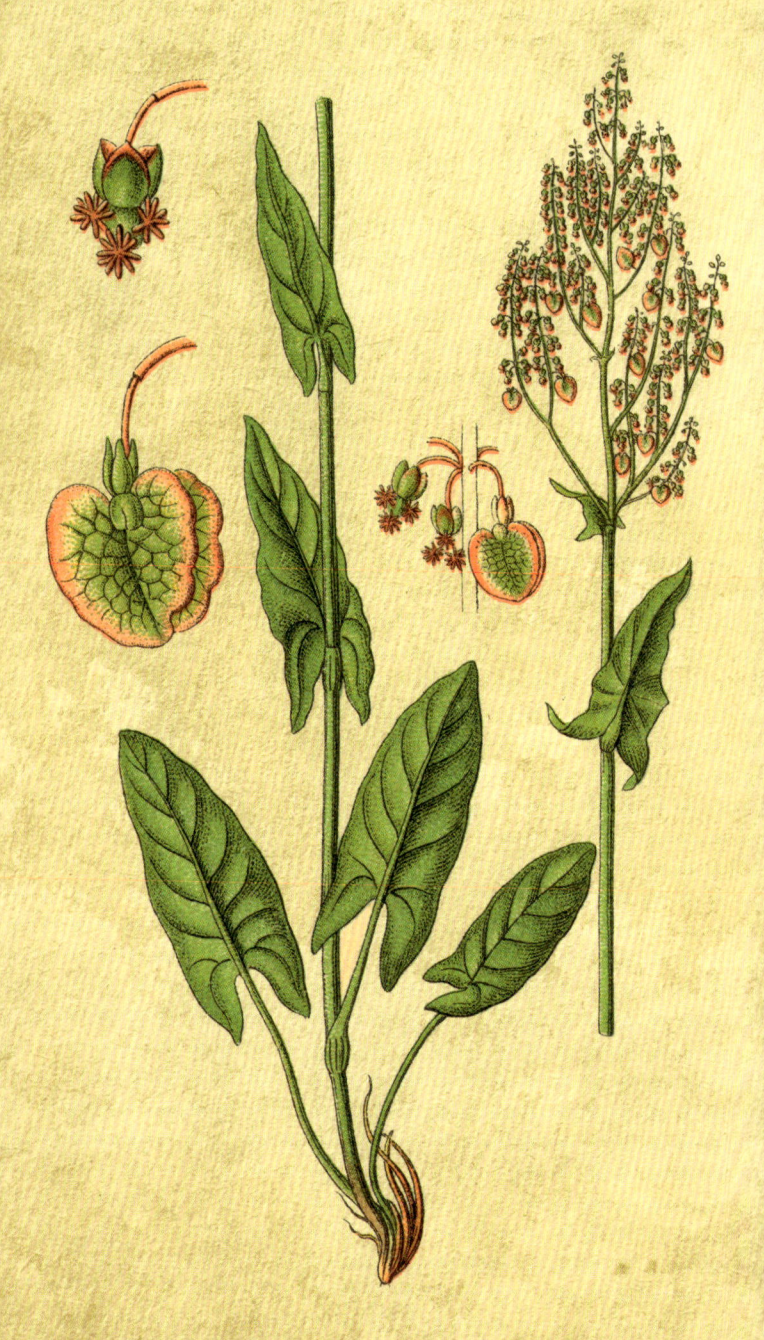

Wiesen-Sauerampfer

Rumex acetosa

Der Wiesen-Sauerampfer, auch Großer Sauerampfer genannt, zählt zur Familie der Knöterichgewächse. Er besiedelt sonnige, nährstoffreiche und feuchte Standorte wie Wiesen und Wegränder. Die aufrechte Pflanze wird bis über 1 m hoch. Sie ist robust und verbreitet sich schnell. Im Garten hält man den Wiesen-Sauerampfer deshalb besser im Topf.

Sauerampfer wirkt harntreibend, blutreinigend, schleimlösend, entschlackend, abführend, verdauungsfördernd und stärkt das Immunsystem. Seine medizinische Wirksamkeit ist allerdings noch immer nicht ausreichend erforscht.

Durch seinen hohen Gehalt an Vitamin C stärkt er die Immunabwehr. Dies und die entschlackende, blutreinigende Wirkung kann man sich im Rahmen einer Frühjahrskur zunutze machen. Äußerlich wird er dank seiner Gerbstoffe bei Hautproblemen, Entzündungen und Geschwüren angewandt.

Sauerampfer ist, wie der Name schon suggeriert, säuerlich im Geschmack. Man sollte ihn sowohl als Würzgemüse als auch als Heilpflanze nur zurückhaltend verwenden, denn er enthält sehr viel Oxalsäure. Diese kann die Bildung von Blasen- und Nierensteinen befördern. Beim Kochen geht ein Teil der Oxalsäure verloren.

Bei Herz- oder Nierenerkrankungen und bei Rheuma sollte man auf Sauerampfer verzichten. Auch bei Sodbrennen sollte kein Sauerampferfrischsaft getrunken werden, einige Blättchen im Salat schaden allerdings nicht.

INHALTSSTOFFE: Calciumoxalat, Oxlasäure, Flavonoide, Vitamin C, Mineralstoffe

VERWENDBARE PFLANZENTEILE: junge Blätter

ANWENDUNGSFORM: Tee, Saft

ANWENDUNGSGEBIETE: Atemwegserkrankungen, Nasennebenhöhlenentzündungen

Rezepte

Wiesen-Sauerampfer
Rumex acetosa

AUFGUSS ALS WUNDAUFLAGE BEI HAUTERKRANKUNGEN UND ENTZÜNDUNGEN DER SCHLEIMHÄUTE:
2 Teelöffel Sauerampferkraut mit 250 ml kochendem Wasser übergießen und 10 Minuten ziehen lassen. Danach abseihen, eine Kompresse tränken und auf die Wunden auftragen bzw. die Schleimhäute vorsichtig abtupfen.

FRISCHSAFT ZUR VITAMINSPRITZE IM FRÜHJAHR:
Für 2 Wochen als Frühjahrskur Sauerampferblätter, Löwenzahn-blätter, Brennnesselblätter und Vogelmierenkraut in einen Mixer geben und mixen. Pro Tag 1 Glas davon trinken.

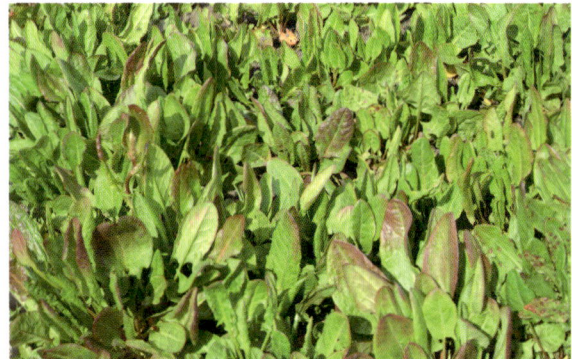

Der hohe Gehalt an Oxalsäure verleiht den Blättern einen sehr säuerli-chen Geschmack.

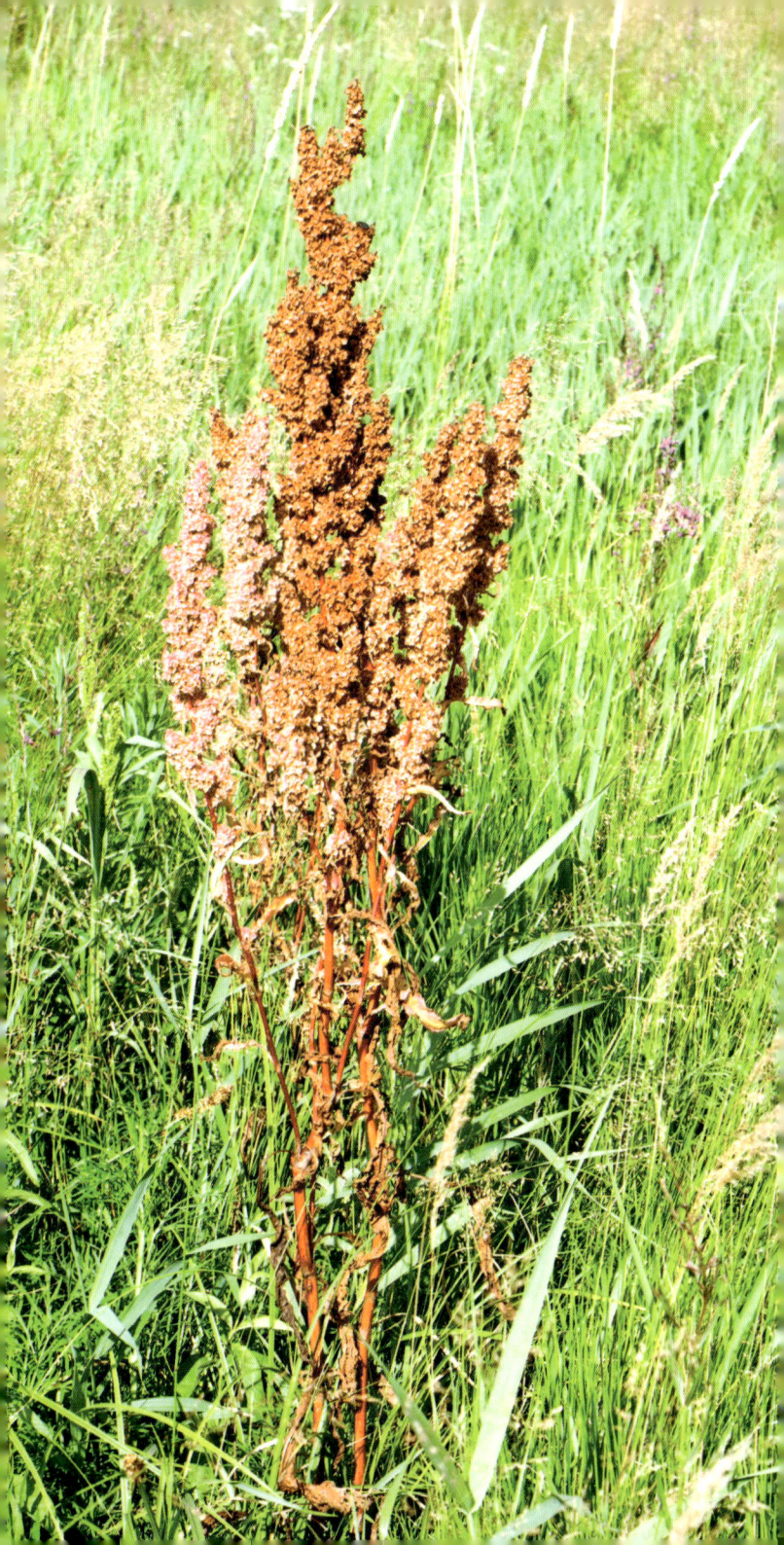

WARNHINWEIS UND HAFTUNGSAUSSCHLUSS

Die angegebenen Rezepte und Gesundheitshinweise ersparen in keinem Fall den Besuch beim Arzt oder Heilpraktiker. Jeder Anwender muss sich vor der Einnahme eines Heilmittels über Gegenanzeigen, Nebenwirkungen und mögliche Allergien informieren. Konsultieren Sie bei Beschwerden immer zuerst einen Arzt.
Die Autoren und der Verlag übernehmen keinerlei Garantie für den Heilerfolg der Rezepte. Bitte beachten Sie alle Warnhinweise. Besonders Schwangere und Kinder dürfen nur nach Absprache mit einem Arzt oder Therapeuten behandelt werden.

Die aufgeführten Rezepte und Behandlungshinweise verstehen sich ausschließlich als Beispiele. Die Einnahme der Heilmittel oder Rezepturen geschieht auf eigene Verantwortung und ist im Einzelfall sorgfältig abzuwägen. Alle Informationen sind nach bestem Wissen und Gewissen überprüft, dennoch übernehmen die Autoren oder der Verlag keinerlei Haftung für Schäden irgendeiner Art, die sich direkt oder indirekt aus dem Gebrauch der Rezepturen ergeben.

Die Autoren des Buches sind Karsten Freund, sowie Bernd Pieper (S. 7–12) und Dr. Dirk Holterman (S. 59, 83, 91, 117, 137, 141, 153).
Die Rezepte stammen von der Heilpraktikerin Annegret Müller-Bächtle.

QUELLENANGABEN

Bäumler, Siegfried: Heilpflanzenpraxis heute. Urban und Fischer Verlag, München, 2007.
Baur-Müller, Birgit: Westliche Heilpflanzen in der chinesischen Medizin. Springer Verlag, Heidelberg, 2016.
Breindl, Ellen: Das Gesundheitsbuch der Hl. Hildegard v. Bingen. Bassermann, München, 2004.
Frohn, Birgit: Lexikon der Heilpflanzen und ihrer Wirkstoffe. Weltbild, Augsburg, 2007.
Frohne, Dietrich: Heilpflanzenlexikon. Wissenschaftliche Verlagsgesellschaft mbH Stuttgart, 2006.
Hirsch, Siegfried und Grünberg, Felix: Die Kräuter in meinem Garten. Weltbild, Augsburg, 2006.
Puhle, Annekatrin, Trott-Tschepe, Jürgen und Möller, Birgit: Heilpflanzen für die Gesundheit. Kosmos, Stuttgart, 2013.
Botanische Illustrationen: www.BioLib.de und plantillustrations.org

BILDNACHWEISE

© Simone Schäfer S. 15, S. 22, S. 24, S. 25 / © René Geyer S. 27 /
© Fotolia.com S. 2, S. 6, S. 9, S.10, S. 13, S. 14, S. 19, S. 20, S. 21, S. 26, S. 28, S. 31, S. 35, S. 40, S. 42, S. 46, S. 52, S. 53
© 123rf.com S. 32, 36, S. 39, S. 44, S. 48, S. 57, S. 60, S. 61, S. 64, S. 65, S. 69, S. 72, S. 73, S. 76, S. 77, S. 80, S. 81, S. 84, S. 85, S. 89, S. 93, S. 96, S. 97, S. 100, S. 101, S. 105, S. 109, S. 113, S. 118, S. 119, S. 123, S. 127, S. 131, S. 134, S. 135, S. 138, S. 139, S. 142, S. 143, S. 146, S. 147, S. 151, S. 155, S. 158, S. 159
Illustrationen: www.BioLib.de und plantillustrations.org

© 2017 Emons Verlag GmbH
Alle Rechte vorbehalten
Konzept, Redaktion und Produktion: Feierabend Unique Books,
peterfeierabend.de
Lektorat: Alexander Kerkhoffs
Gestaltung: Frank Behrendt, artwork-factory.com
Druck und Bindung: Printed in Europe 2017
ISBN 978-3-7408-0097-0

Der Inhalt dieses Buches wurde auf dem FSC-zertifizierten Papier
GardaPat 13 KIARA des Herstellers Papier Union GmbH gedruckt.

Originalausgabe

Unser Newsletter informiert Sie regelmäßig über Neues von emons:
Kostenlos bestellen unter www.emons-verlag.de